GUIDES STRATÉGIQUES

QUESTIONS ISOLÉES ET DOSSIERS

ORIENTATIONS DIAGNOSTIQUES

Alexis Guédon

VG Editions

Remerciements :

Je tiens à remercier mes parents et mes grands-parents pour leur soutien tout au long de l'externat et de ma vie, mon frère Antoine qui m'a montré la voie en devenant polytechnicien,
Constance pour son attention, sa patience, et notre futur,
Bourgader pour l'apophyse Corinne,
Melon, pour son melon,
Stan, pour son surf,
Aymeric et Vince, pour ce trashtalking en règle,
Julien et Dimitri, pour toutes ces séances de planchonnade,
Abderrahmane, dont l'heure viendra,
Valentin, pour sa sagacité,
le professeur Pistorius pour son accueil en stage et sa science,
le professeur Pottier pour son amour de la pédagogie,

et surtout, celui sans qui ce livre n'aurait jamais vu le jour, celui qui porte la faculté de médecine de Nantes dans l'ombre depuis des décennies, celui par qui le diagnostic se pose toujours, le plus grand professeur que j'ai jamais rencontré et que je ne rencontrerai jamais, celui qui m'a enseigné la Médecine comme un Art, ce fin musicien de la sémiologie, ce grand compositeur d'orientations diagnostiques, le professeur Bernard Planchon, immense esprit, dont le départ de la faculté laissera un vide que rien ne comblera jamais. Ce livre lui doit tout, et lui est dédié.

Alexis Guédon

Editions Vernazobres-Grego | **99 bd de l'Hôpital**
75013 PARIS - Tél. 01 44 24 13 61
www.vg-editions.com

FEV 2018 - ISBN : 978-2-8183-1657-3

Repère

Sommaire général

A ORIENTATIONS DIAGNOSTIQUES

PNEUMOLOGIE

CARDIOLOGIE

HÉPATO-GASTRO-ENTÉROLOGIE

NEUROLOGIE

NÉPHROLOGIE

Partie A

Orientations diagnostiques : PNEUMOLOGIE

Orientations diagnostiques :

1 - Dyspnée
2 - Épanchement pleural
3 - Hémoptysie
4 - Toux

OD 1 Dyspnée

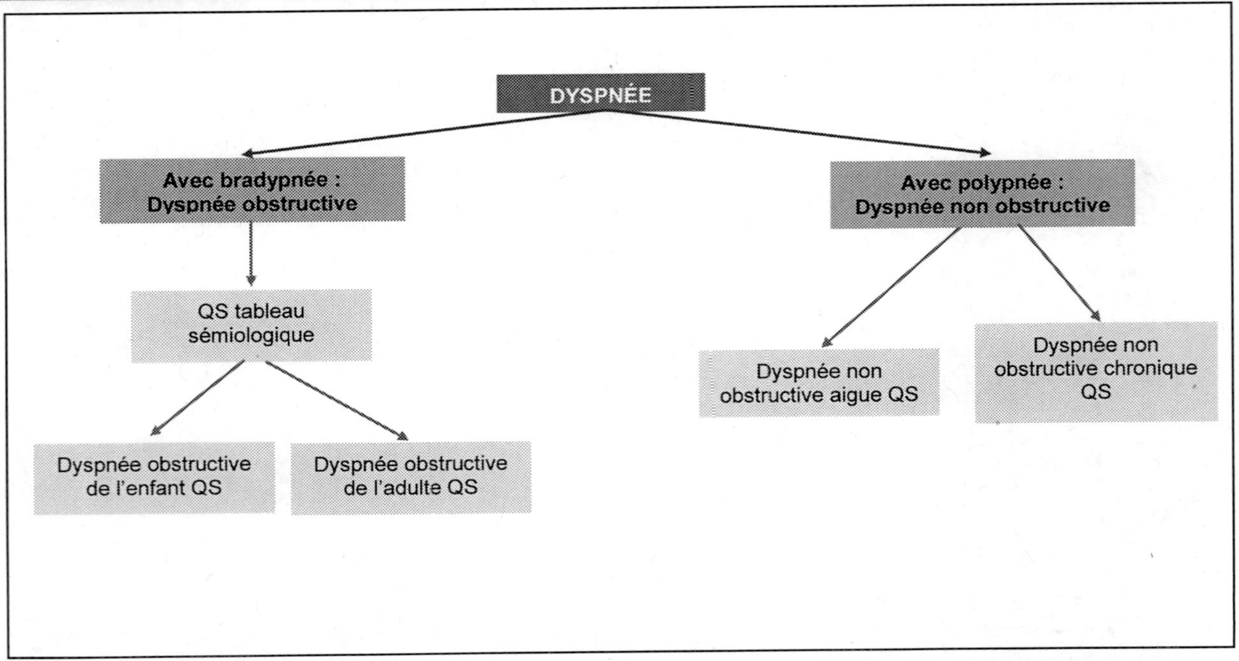
DYSPNÉE
Avec bradypnée : Dyspnée obstructive
QS tableau sémiologique
Dyspnée obstructive de l'enfant QS
Dyspnée obstructive de l'adulte QS
Avec polypnée : Dyspnée non obstructive
Dyspnée non obstructive aigue QS
Dyspnée non obstructive chronique QS

DYSPNÉE OBSTRUCTIVE : LOCALISATION ANATOMIQUE SELON LA CLINIQUE

Localisation		Dyspnée	Bruit	Voix	Dysphagie	Tirage
Pharyngée		Inspiratoire	Non	Étouffée	Oui	Sus-sternal
Laryngée	Sus-glottique		Stridor	Masquée		
	Glottique		Stridor/cornage	Abolie ou dysphonie	Non	
	Sous-glottique		Cornage	Grave, rauque		
Trachéale		Aux 2 temps	Wheezing	Normale		Intercostal
Bronchique		Expiratoire				

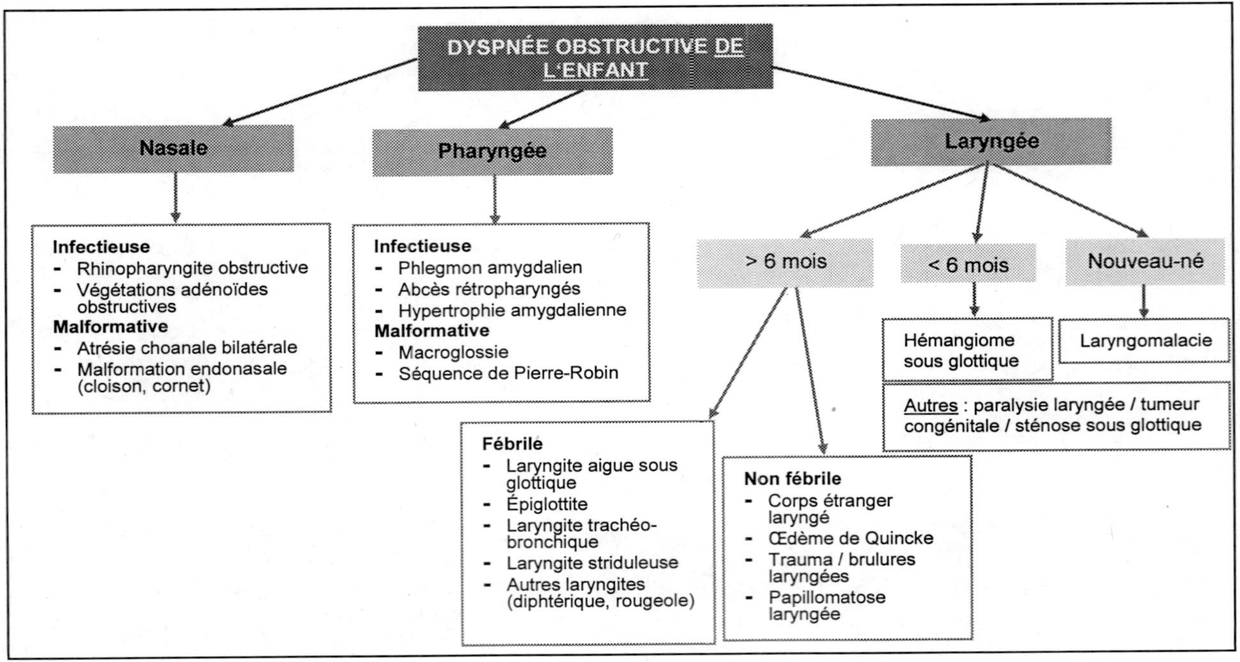
DYSPNÉE OBSTRUCTIVE DE L'ENFANT
Nasale
Pharyngée
Laryngée
Infectieuse
- Rhinopharyngite obstructive
- Végétations adénoïdes obstructives
Malformative
- Atrésie choanale bilatérale
- Malformation endonasale (cloison, cornet)
Infectieuse
- Phlegmon amygdalien
- Abcès rétropharyngés
- Hypertrophie amygdalienne
Malformative
- Macroglossie
- Séquence de Pierre-Robin
> 6 mois
< 6 mois
Nouveau-né
Hémangiome sous glottique
Laryngomalacie
Autres : paralysie laryngée / tumeur congénitale / sténose sous glottique
Fébrile
- Laryngite aigue sous glottique
- Épiglottite
- Laryngite trachéo-bronchique
- Laryngite striduleuse
- Autres laryngites (diphtérique, rougeole)
Non fébrile
- Corps étranger laryngé
- Œdème de Quincke
- Trauma / brulures laryngées
- Papillomatose laryngée

DYSPNÉE OBSTRUCTIVE DE L'ADULTE

Trachéale
Aux 2 temps

Toute cause de compression extrinsèque (anatomie) / corps étranger

Inspiratoire

- Corps étranger
- Œdème de Quincke
- Laryngite

Expiratoire
Sifflements / sibilants

- Crise d'asthme
- Exacerbation de BPCO
- Asthme cardiaque (sujet âgé non asthmatique ++)

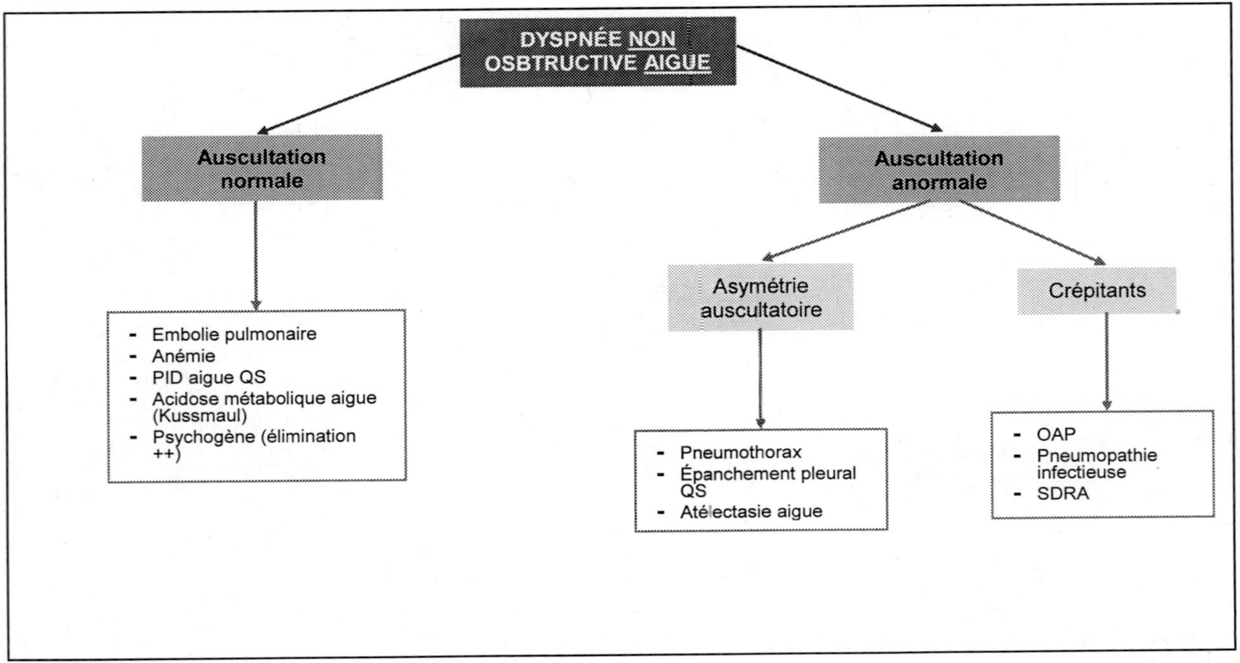
DYSPNÉE NON OSBTRUCTIVE AIGUE
Auscultation normale
- Embolie pulmonaire
- Anémie
- PID aigue QS
- Acidose métabolique aigue (Kussmaul)
- Psychogène (élimination ++)
Auscultation anormale
Asymétrie auscultatoire
- Pneumothorax
- Épanchement pleural QS
- Atélectasie aigue
Crépitants
- OAP
- Pneumopathie infectieuse
- SDRA

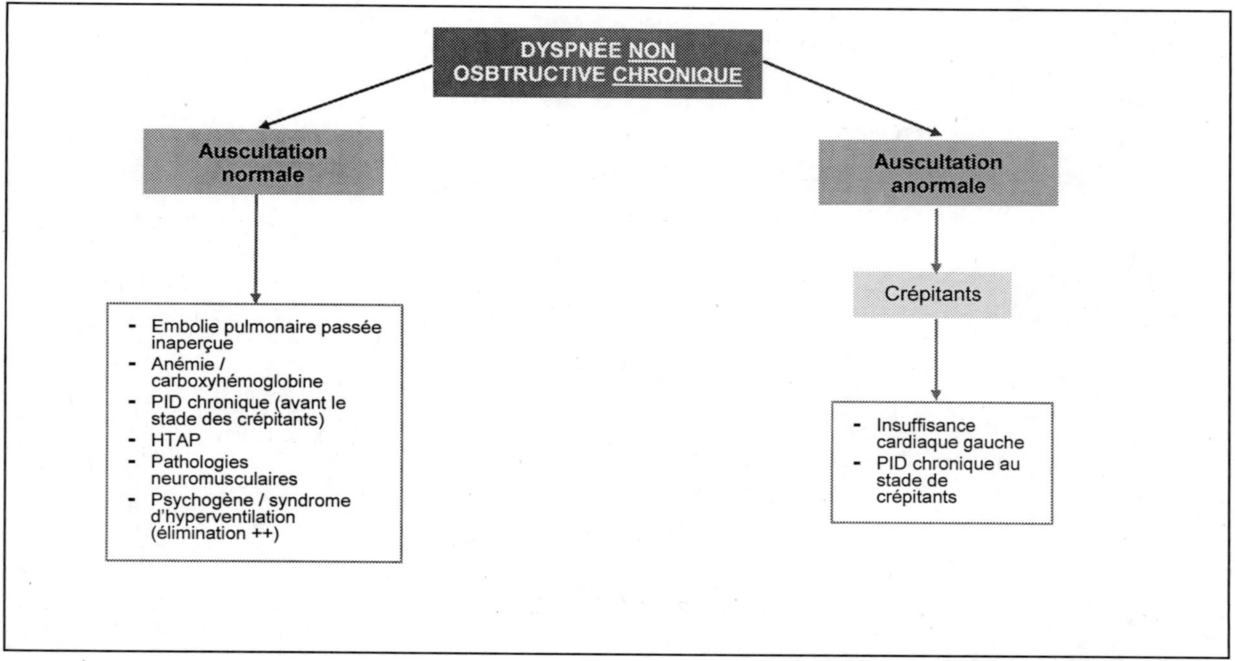

DYSPNÉE NON OSBTRUCTIVE CHRONIQUE
Auscultation normale
- Embolie pulmonaire passée inaperçue
- Anémie / carboxyhémoglobine
- PID chronique (avant le stade des crépitants)
- HTAP
- Pathologies neuromusculaires
- Psychogène / syndrome d'hyperventilation (élimination ++)
Auscultation anormale
Crépitants
- Insuffisance cardiaque gauche
- PID chronique au stade de crépitants

OD 2 Épanchement pleural

ÉPANCHEMENT PLEURAL

Transsudatif

- Insuffisance cardiaque gauche ou globale
- Cirrhose
- Syndrome néphrotique
- Atélectasie pulmonaire
- Embolie pulmonaire parfois

Exsudatif

Néoplasique

- Pleurésie métastatique (poumon, sein, œsophage, colon…)
- Mésothéliome
- Hémopathie maligne
- Autres mécanismes :
  - EP
  - Atélectasie
  - Blocage lymphatique
  - Fibrose médiastinale post-radique

Infectieux

- Bactérien
  - Parapneumonique
    - Compliqué
    - Non compliqué
  - Tuberculeux
- Viral

Non infectieux non néoplasique

- EP
- Post-traumatique
- Liée à l'amiante
- Rupture oesophagienne
- Associées à maladies de systèmes (PR / lupus)
- Révélant une pathologie sous diaphragmatique (pancréas++)

OD 3 Hémoptysie

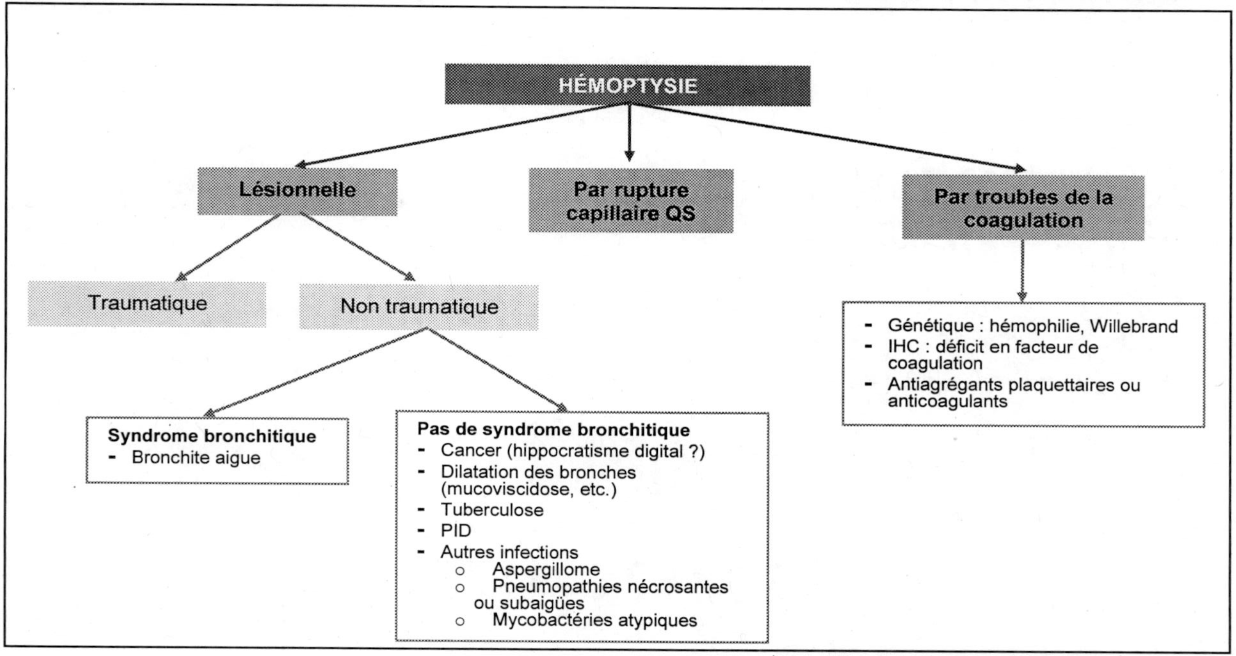

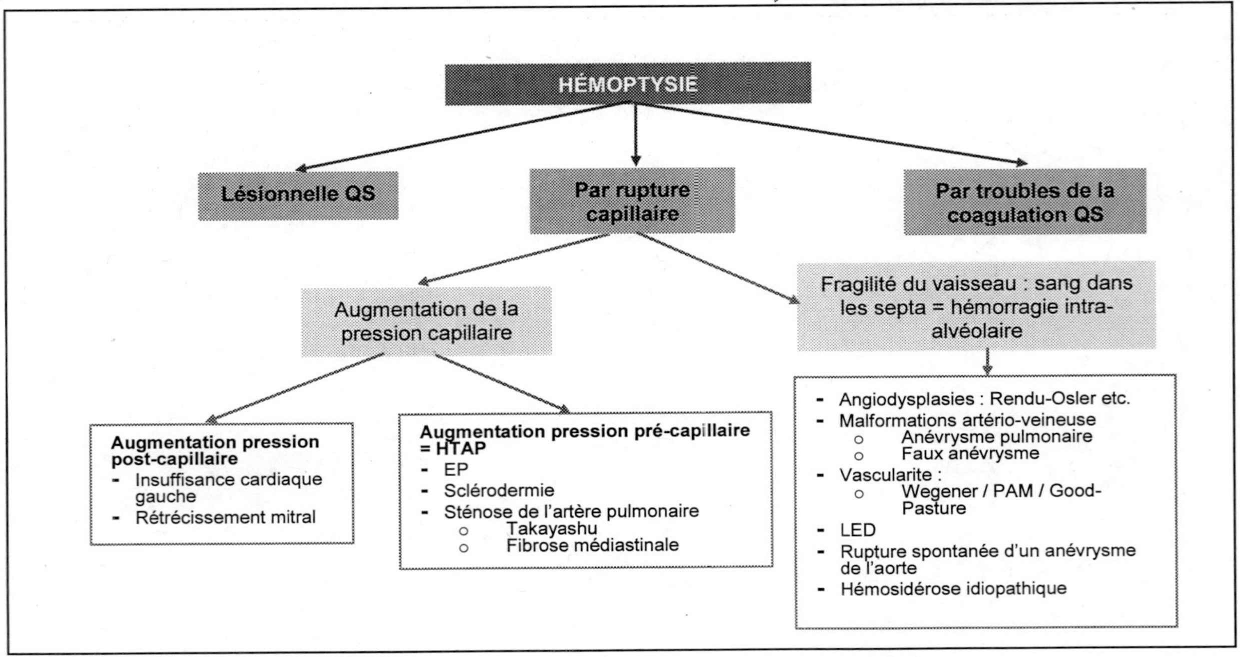
HÉMOPTYSIE
Lésionnelle QS
Par rupture capillaire
Par troubles de la coagulation QS
Augmentation de la pression capillaire
Fragilité du vaisseau : sang dans les septa = hémorragie intra-alvéolaire
Augmentation pression post-capillaire
- Insuffisance cardiaque gauche
- Rétrécissement mitral
Augmentation pression pré-capillaire = HTAP
- EP
- Sclérodermie
- Sténose de l'artère pulmonaire
o Takayashu
o Fibrose médiastinale
- Angiodysplasies : Rendu-Osler etc.
- Malformations artério-veineuse
o Anévrysme pulmonaire
o Faux anévrysme
- Vascularite :
o Wegener / PAM / Good-Pasture
- LED
- Rupture spontanée d'un anévrysme de l'aorte
- Hémosidérose idiopathique

OD 4 Toux

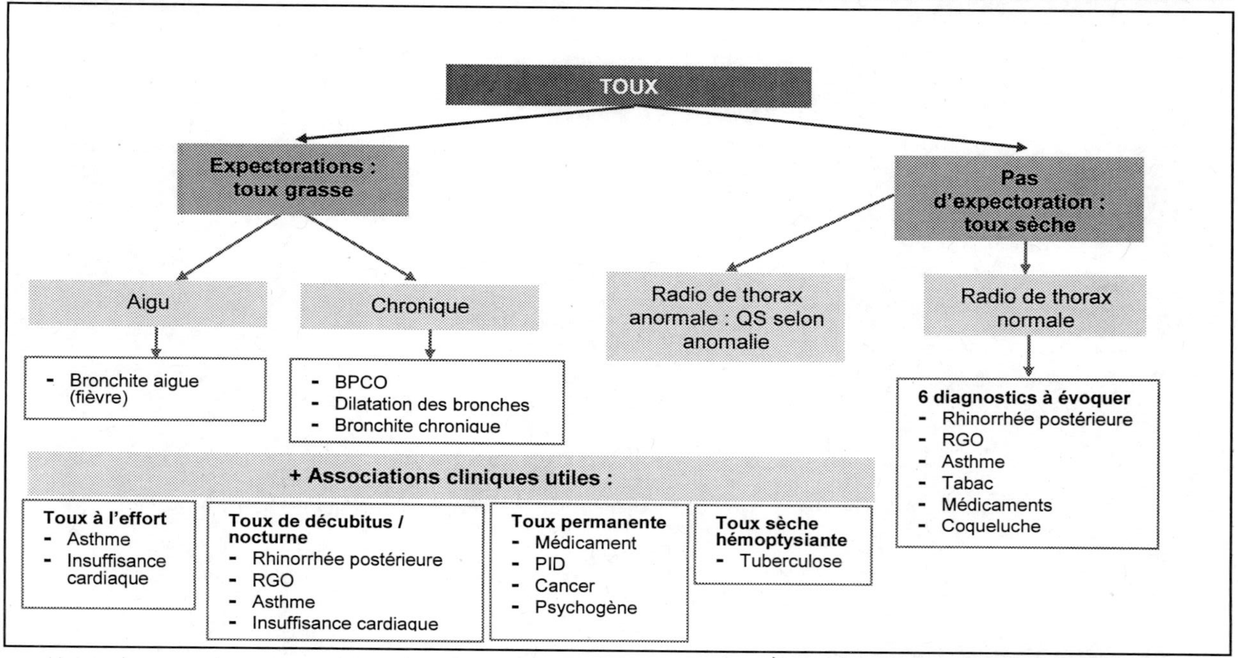

TOUX
Expectorations : toux grasse
Pas d'expectoration : toux sèche
Aigu
Chronique
Radio de thorax anormale : QS selon anomalie
Radio de thorax normale
- Bronchite aigue (fièvre)
- BPCO
- Dilatation des bronches
- Bronchite chronique
6 diagnostics à évoquer
- Rhinorrhée postérieure
- RGO
- Asthme
- Tabac
- Médicaments
- Coqueluche
+ Associations cliniques utiles :
Toux à l'effort
- Asthme
- Insuffisance cardiaque
Toux de décubitus / nocturne
- Rhinorrhée postérieure
- RGO
- Asthme
- Insuffisance cardiaque
Toux permanente
- Médicament
- PID
- Cancer
- Psychogène
Toux sèche hémoptysiante
- Tuberculose

Partie A

Orientations diagnostiques : CARDIOLOGIE

Orientations diagnostiques :

1 - Insuffisance cardiaque
2 - Douleur thoracique
3 - Tachycardie

OD 1 Insuffisance cardiaque

INSUFFISANCE CARDIAQUE

Insuffisance cardiaque gauche

A haut débit

Congénital
- CIA / CIV / canal artériel
- FAV chez Rendu-Osler

Acquis
- Carence en B1 (béri-béri)
- Angiodysplasie des membres (Klippel-trenauney)
- Angiome : syndrome de Sturge Weber
- FAV acquises chez insuffisants rénaux en dialyse
- Anémie chronique

A bas débit

- Cardiopathie ischémique ++
- HTA
- Valvulopathies
  - Attention RM peut donner OAP voir ICD sans atteinte du VG
- Troubles du rythme ventriculaire / Supraventriculaire
- Troubles de conduction
- Cardiomyopathie dilatée :
  - Génétique
  - Toxique (OH/cocaïne)
  - Myocardite
  - Grossesse
  - Médicaments (anthracycline)
  - CM hypertrophique
- Cardiomyopathie hypertrophique
  - génétique
  - Rare : maladie de Fabry
- Cardiomyopathie restrictive
  - Amylose

Insuffisance cardiaque globale = gauche

Note : les causes aigues et chroniques d'ICG sont quasiment les mêmes, d'où l'absence de dichotomie dans l'ICG

Insuffisance cardiaque droite isolée
Pas de crépitant

ICD aigue

- IDM du VD
- Valvulopathie (tricuspide)
- Péricardite
- EP aigue
- Insuffisance respiratoire aigue (asthme)
- Décompensation aigue chez un insuffisant respiratoire chronique (exacerbation de BPCO)

ICD chronique

- Pathologie pulmonaire hypoxémiante
  - BPCO/emphysème
  - DDB / PID
- HTAP
- Cardiomyopathie ventriculaire droite arythmogène ou DAVD (dysplasie arythmogène du VD)
- Pathologie tricuspidienne isolée
  - IT post traumatique
  - IT post-endocardite chez toxicomane
  - IT des syndromes carcinoïdes
  - Péricardite chronique constrictive
- Péricardite chronique constrictive

OD 2 Douleur thoracique

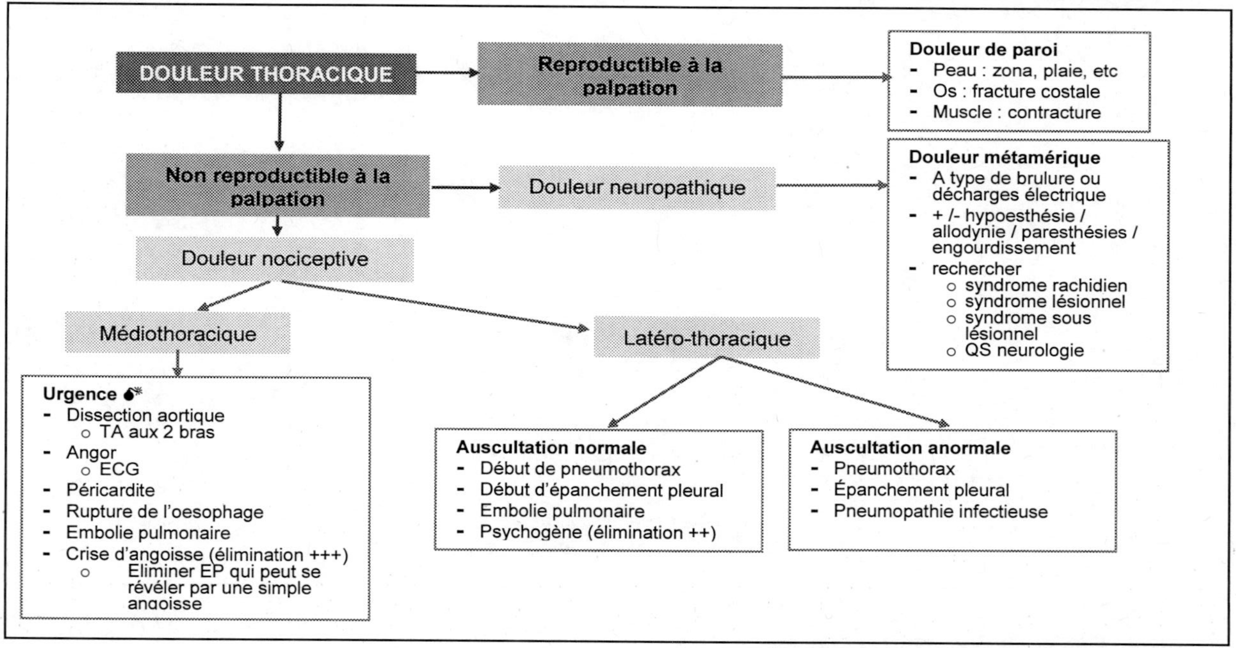

OD 3 Tachycardie

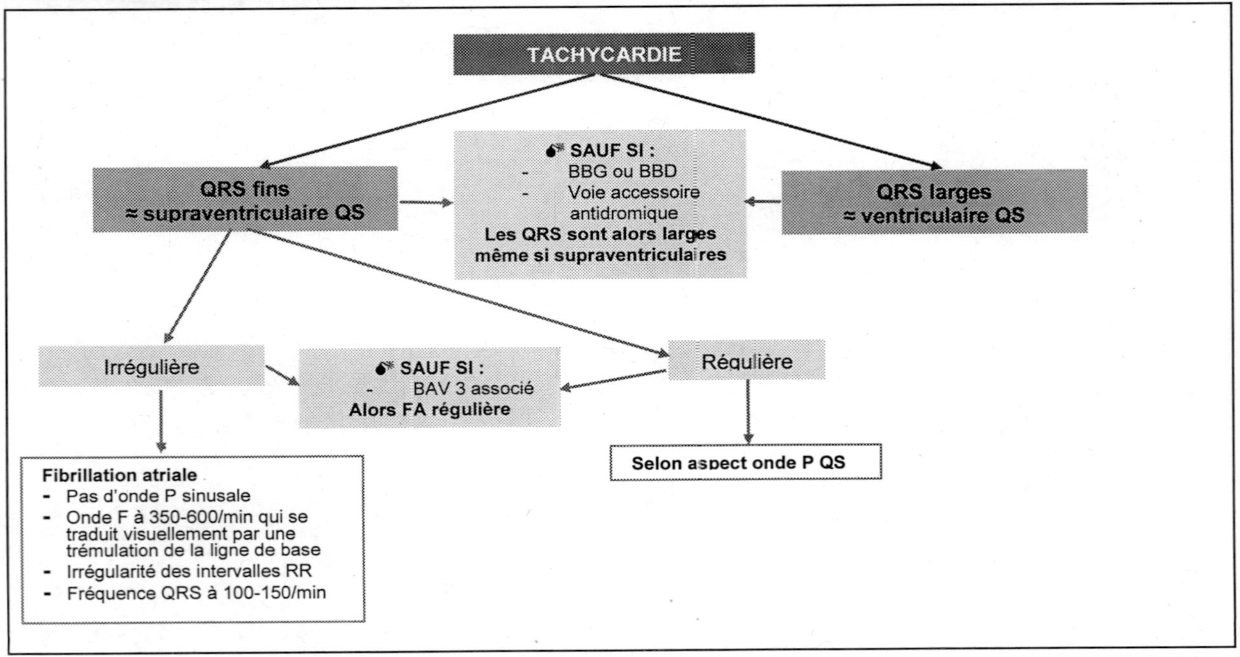

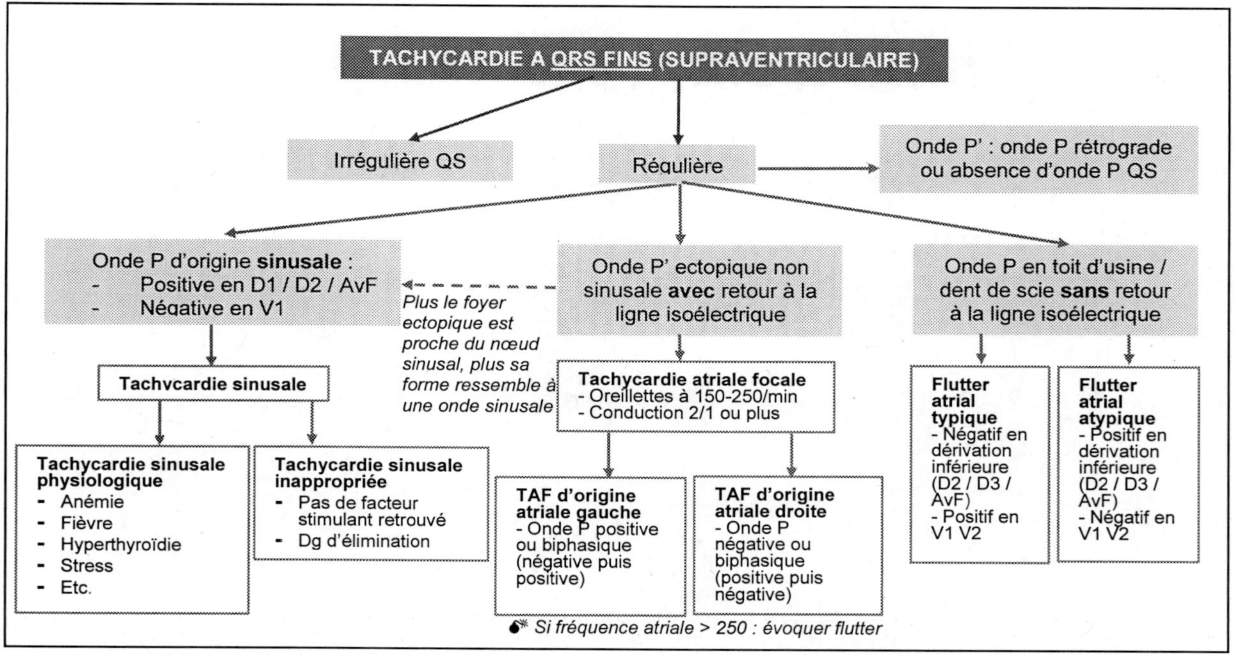
TACHYCARDIE A QRS FINS (SUPRAVENTRICULAIRE)
Irrégulière QS
Régulière
Onde P' : onde P rétrograde ou absence d'onde P QS
Onde P d'origine sinusale :
- Positive en D1 / D2 / AvF
- Négative en V1
Plus le foyer ectopique est proche du nœud sinusal, plus sa forme ressemble à une onde sinusale
Onde P' ectopique non sinusale avec retour à la ligne isoélectrique
Onde P en toit d'usine / dent de scie sans retour à la ligne isoélectrique
Tachycardie sinusale
Tachycardie sinusale physiologique
- Anémie
- Fièvre
- Hyperthyroïdie
- Stress
- Etc.
Tachycardie sinusale inappropriée
- Pas de facteur stimulant retrouvé
- Dg d'élimination
Tachycardie atriale focale
- Oreillettes à 150-250/min
- Conduction 2/1 ou plus
TAF d'origine atriale gauche
- Onde P positive ou biphasique (négative puis positive)
TAF d'origine atriale droite
- Onde P négative ou biphasique (positive puis négative)
Si fréquence atriale > 250 : évoquer flutter
Flutter atrial typique
- Négatif en dérivation inférieure (D2 / D3 / AvF)
- Positif en V1 V2
Flutter atrial atypique
- Positif en dérivation inférieure (D2 / D3 / AvF)
- Négatif en V1 V2

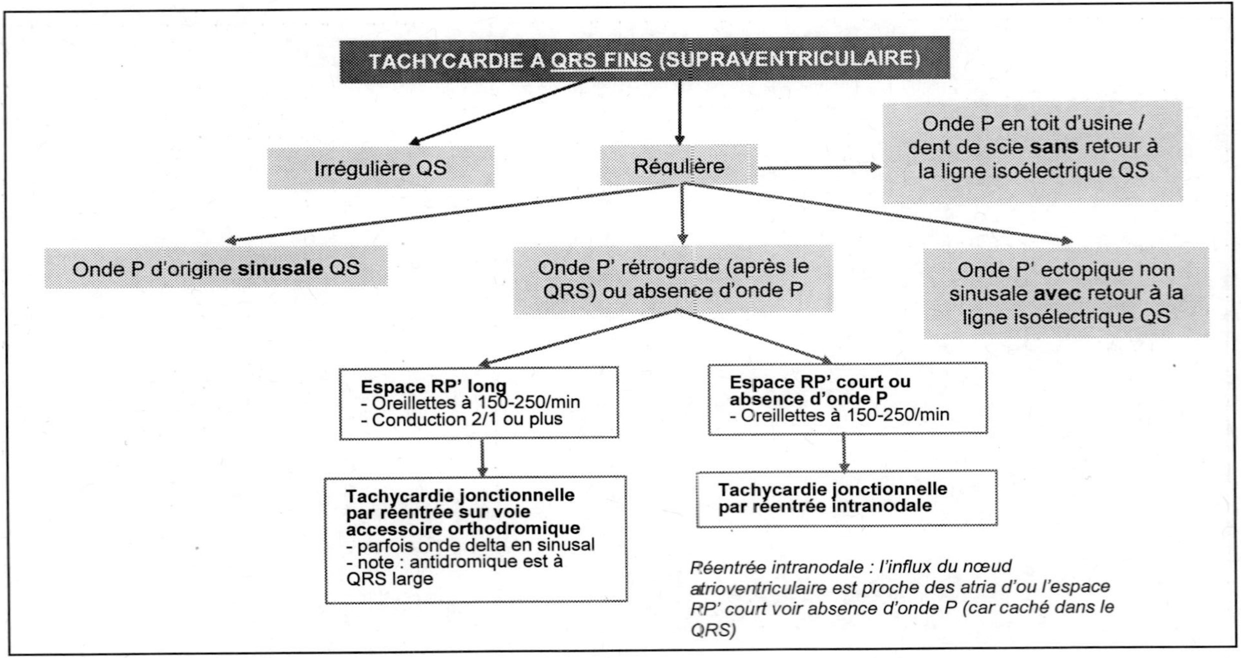
TACHYCARDIE A QRS FINS (SUPRAVENTRICULAIRE)
Irrégulière QS
Régulière
Onde P en toit d'usine / dent de scie **sans** retour à la ligne isoélectrique QS
Onde P d'origine **sinusale** QS
Onde P' rétrograde (après le QRS) ou absence d'onde P
Onde P' ectopique non sinusale **avec** retour à la ligne isoélectrique QS
Espace RP' long
- Oreillettes à 150-250/min
- Conduction 2/1 ou plus
Espace RP' court ou absence d'onde P
- Oreillettes à 150-250/min
Tachycardie jonctionnelle par réentrée sur voie accessoire orthodromique
- parfois onde delta en sinusal
- note : antidromique est à QRS large
Tachycardie jonctionnelle par réentrée intranodale
Réentrée intranodale : l'influx du nœud atrioventriculaire est proche des atria d'ou l'espace RP' court voir absence d'onde P (car caché dans le QRS)

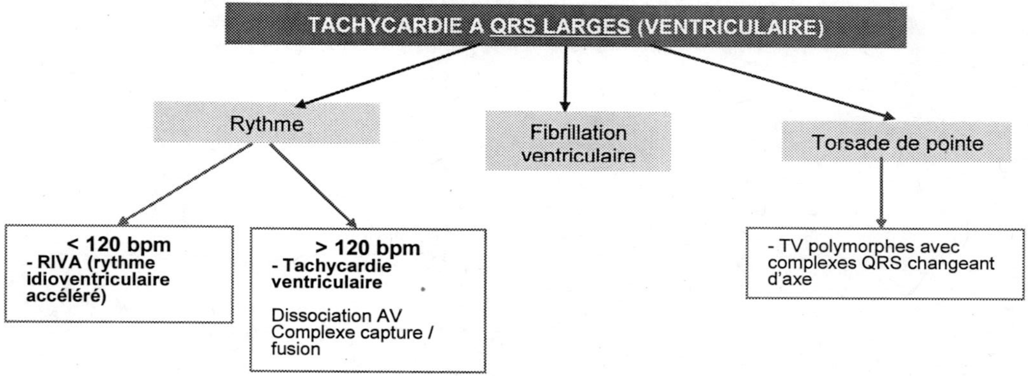

Manœuvre vagale et test à la Striadyne ou Krenosin

- Ralentissent la fréquence ventriculaire d'une tachycardie sinusale ou atriale
- Arrêtent une tachycardie jonctionnelle
- Sont sans effet sur une tachycardie ventriculaire

A

Orientations diagnostiques : HGE

Orientations diagnostiques :

1 - Vomissements
2 - Syndrome occlusif
3 - Diarrhée chronique
4 - Diarrhée aigue / infectieuse
5 - Hémorragie digestive
6 - Ictère
7 - Dysphagie

OD 1 Vomissements

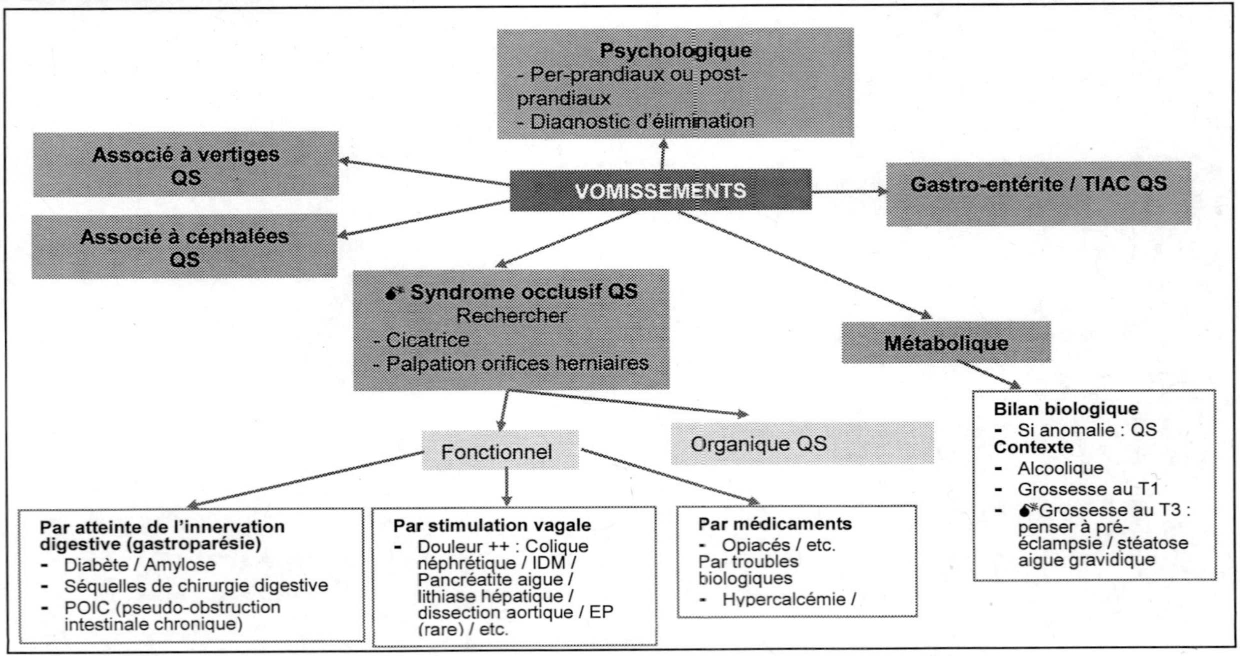

OD 2 Syndrome occlusif

OCCLUSION DIGESTIVE

- **Grêle**
  - Obstruction
    - **Par obstacle pariétal**
      - <u>Tumoral</u>
        - Bénignes (léiomyome, polypes hamartomateux)
        - Malignes (ADK / lymphome du grêle / GIST / métastases etc.)
      - <u>Non tumoral</u>
        - Hématome (anticoagulant en surdosage)
        - Maladie de Crohn
        - Sténoses post ischémiques
    - **Par obstacle extrinsèque**
      - Compression extrinsèque
      - Carcinose péritonéale
    - **Par obstacle intraluminal**
      - Bézoard
      - Corps étrangers
      - Ascaris lumbricoides
      - Iléus biliaire / syndrome de Bouveret
  - Fonctionnelle QS
    OD vomissements
  - Strangulation
    - Brides
    - Hernies étranglées
    - Invagination intestinale aigue
    - Diverticule de Meckel
- **Colon QS**

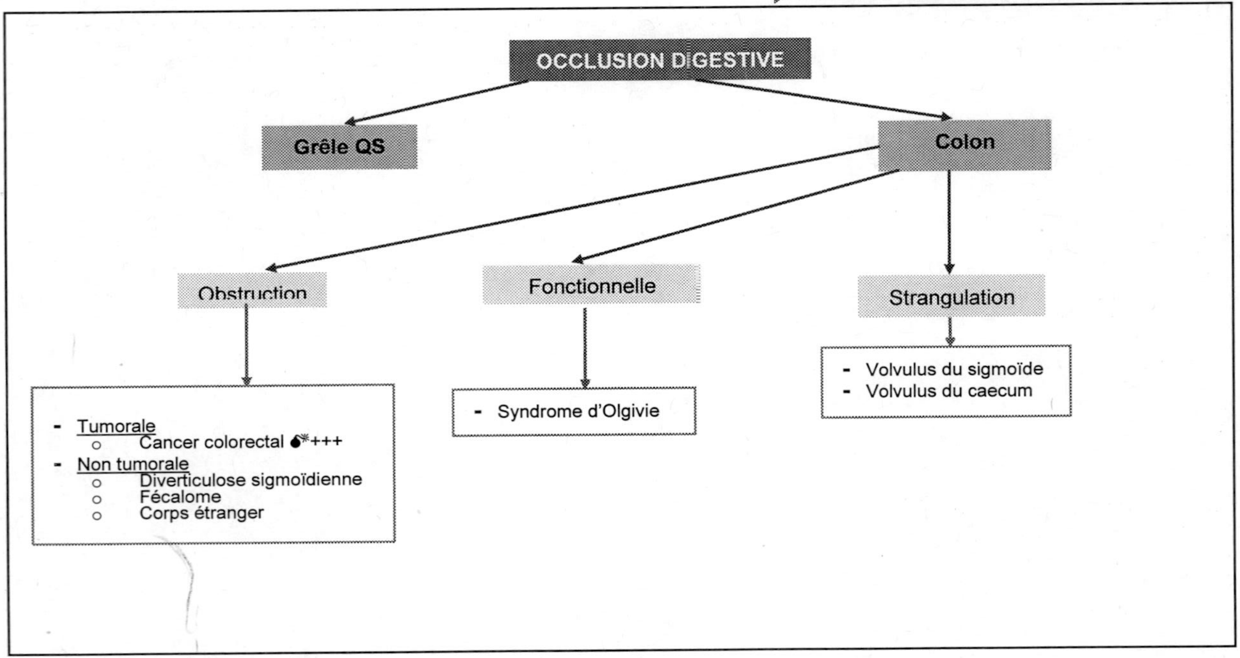
OCCLUSION DIGESTIVE
Grêle QS
Colon
Obstruction
Fonctionnelle
Strangulation
- Tumorale
○ Cancer colorectal +++
- Non tumorale
○ Diverticulose sigmoïdienne
○ Fécalome
○ Corps étranger
- Syndrome d'Olgivie
- Volvulus du sigmoïde
- Volvulus du caecum

OD 3 Diarrhée chronique

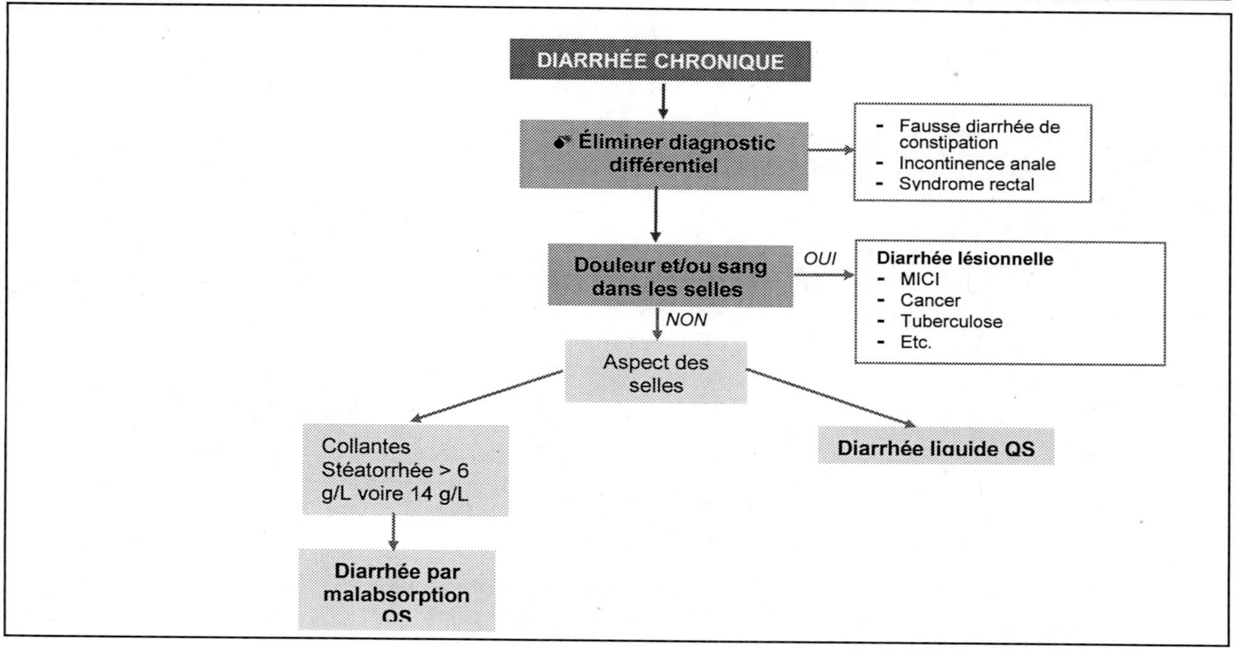

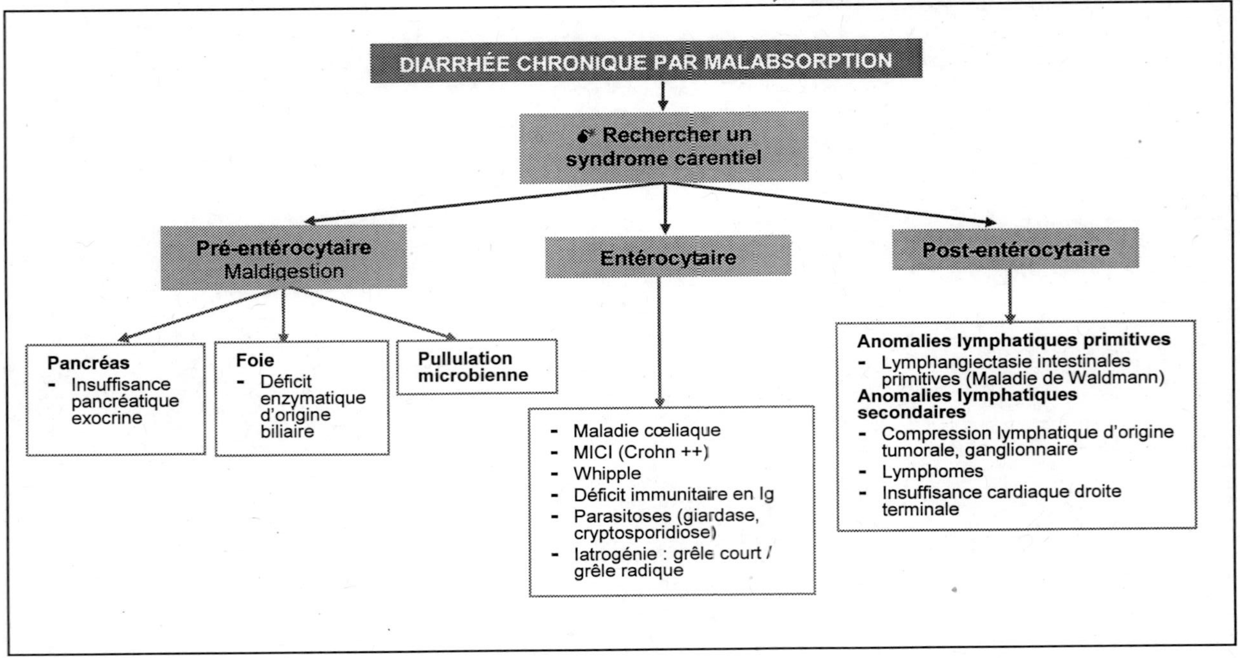
DIARRHÉE CHRONIQUE PAR MALABSORPTION
Rechercher un syndrome carentiel
Pré-entérocytaire Maldigestion
Entérocytaire
Post-entérocytaire
Pancréas
- Insuffisance pancréatique exocrine
Foie
- Déficit enzymatique d'origine biliaire
Pullulation microbienne
- Maladie cœliaque
- MICI (Crohn ++)
- Whipple
- Déficit immunitaire en Ig
- Parasitoses (giardase, cryptosporidiose)
- Iatrogénie : grêle court / grêle radique
Anomalies lymphatiques primitives
- Lymphangiectasie intestinales primitives (Maladie de Waldmann)
Anomalies lymphatiques secondaires
- Compression lymphatique d'origine tumorale, ganglionnaire
- Lymphomes
- Insuffisance cardiaque droite terminale

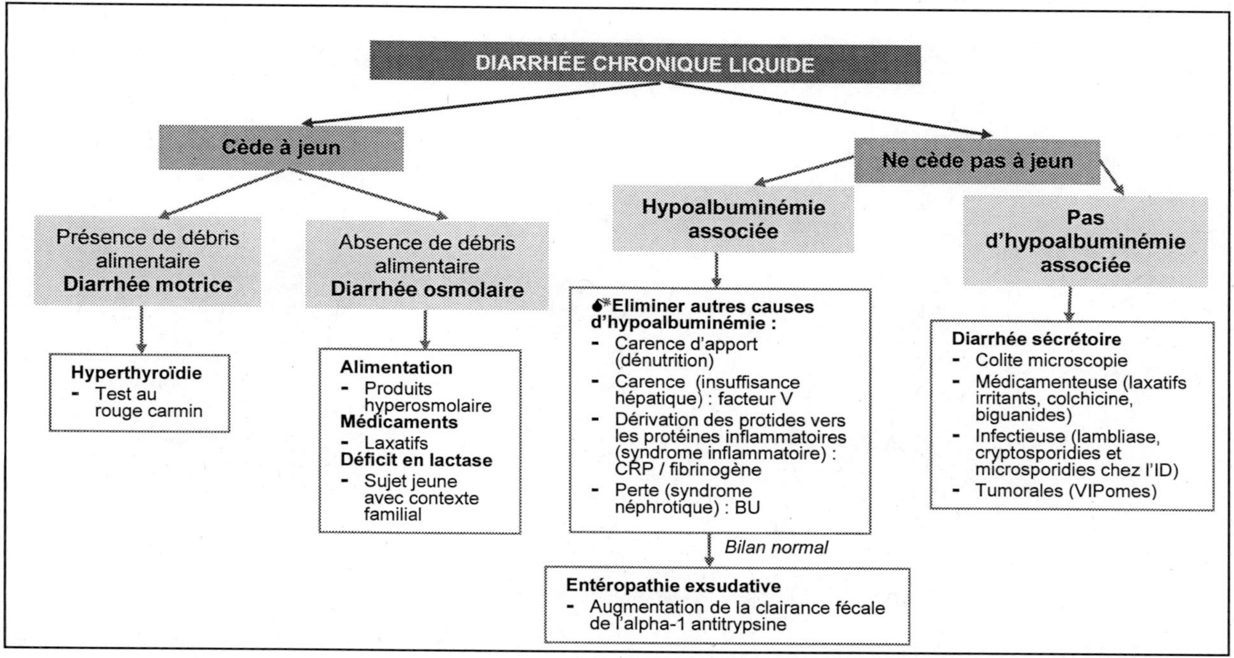
DIARRHÉE CHRONIQUE LIQUIDE
Cède à jeun
Ne cède pas à jeun
Présence de débris alimentaire
Diarrhée motrice
Absence de débris alimentaire
Diarrhée osmolaire
Hypoalbuminémie associée
Pas d'hypoalbuminémie associée
Hyperthyroïdie
- Test au rouge carmin
Alimentation
- Produits hyperosmolaire
Médicaments
- Laxatifs
Déficit en lactase
- Sujet jeune avec contexte familial
Eliminer autres causes d'hypoalbuminémie :
- Carence d'apport (dénutrition)
- Carence (insuffisance hépatique) : facteur V
- Dérivation des protides vers les protéines inflammatoires (syndrome inflammatoire) : CRP / fibrinogène
- Perte (syndrome néphrotique) : BU
Bilan normal
Entéropathie exsudative
- Augmentation de la clairance fécale de l'alpha-1 antitrypsine
Diarrhée sécrétoire
- Colite microscopie
- Médicamenteuse (laxatifs irritants, colchicine, biguanides)
- Infectieuse (lambliase, cryptosporidies et microsporidies chez l'ID)
- Tumorales (VIPomes)

OD 4 Diarrhée aigue / infectieuse

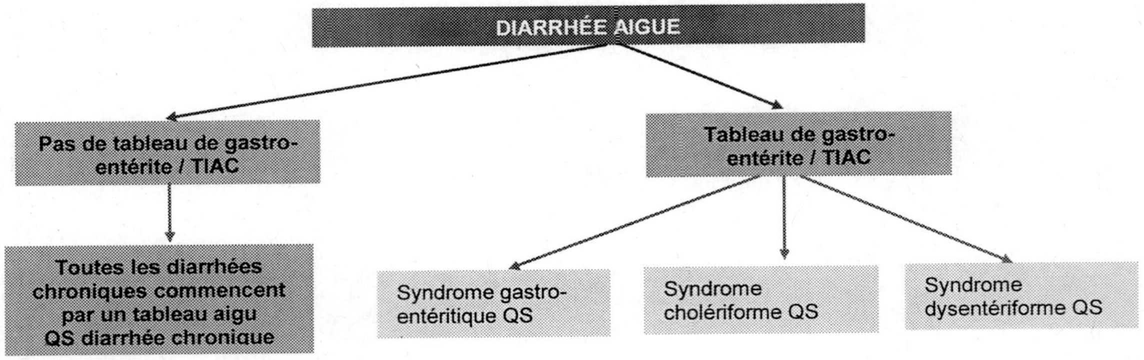

	Syndrome "gastroentéritique"	Syndrome cholériforme (ou diarrhée hydro-electrolytique)	Syndrome dysentérique (ou diarrhée invasive)
Atteinte / Mécanismes	Atteinte gastro-intestinale (mais gastrique au second plan) ⇒virus détruit bordure en brosse entérocytaire et empêche absorption	Atteinte du **grêle** sur un mode toxique/toxinique ⇒germe se fixe à la surface de la cellule et secrète toxine qui déclenche stimulation de la sécrétion cellulaire + inhibition de l'absorption passive	Atteinte lésionnelle du **colon** = germe ou parasite pénètre dans l'entérocyte, et le détruit
Clinique	Épidémie ++ **Diarrhée** aigue **peu sévère**, selles **peu nombreuses** **Absence dans les selles de** • **glaire** • **pus** • **sang** • **débris muqueux** **Douleurs abdominales** fréquente, minimes **Fièvre** possible, souvent < 38,3°C Nausées et/ou vomissement parfois **Syndrome pseudo-grippal**	**Diarrhée** • profuse (selles fréquentes et abondantes) • afécale dite "eau de riz" **Absence dans les selles de** • **glaire** • **pus** • **sang** • **débris muqueux** Peu ou pas d'autre signe digestif ni extra-digestif	Diarrhée • d'émissions fréquentes • mais peu abondantes • peu fécales Présence caractéristique de : • **glaire** • **pus** • **sang** • **débris muqueux** **Syndrome rectal** : ténesme / épreinte / faux-besoin **Douleur abdo** fréquente, parfois intenses **Fièvre fréquente**

SYNDROME GASTRO-ENTÉRITIQUE

Virus +++

- Calcivirus ++
- Rotavirus ++
- Adénovirus
- Astrovirus

Contagieux / interhumain
Incubation en 1-3 jours
Durée : 2-5 jours selon

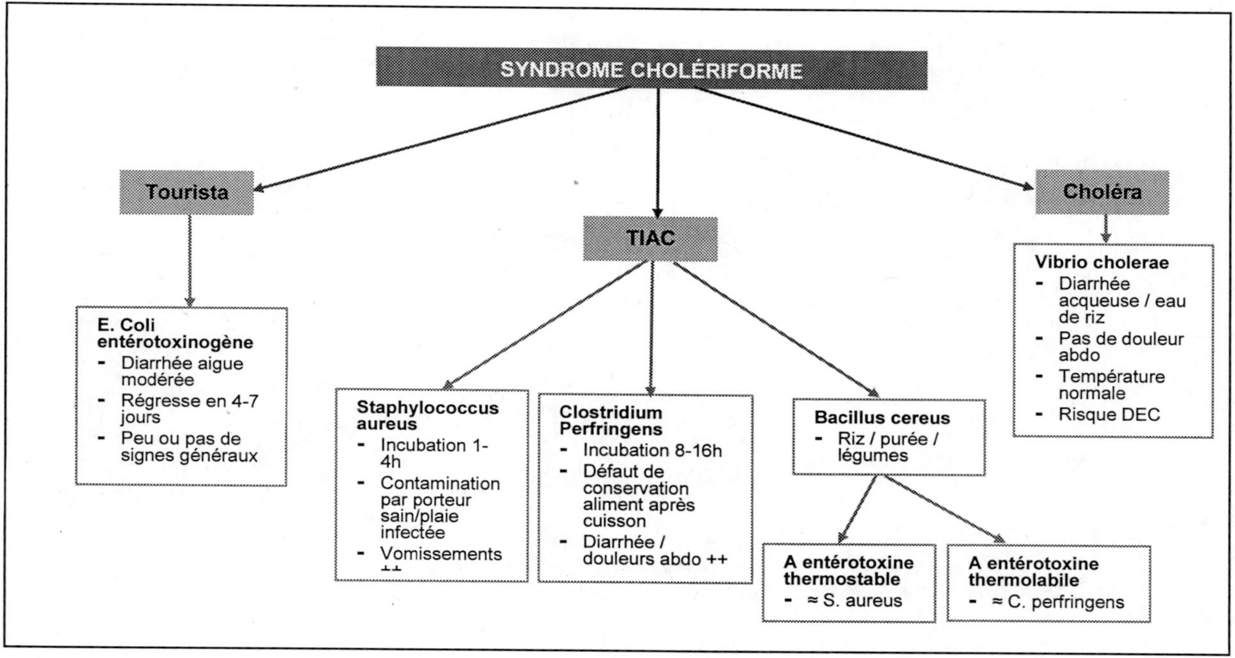
SYNDROME CHOLÉRIFORME
Tourista
TIAC
Choléra
E. Coli entérotoxinogène
- Diarrhée aigue modérée
- Régresse en 4-7 jours
- Peu ou pas de signes généraux
Staphylococcus aureus
- Incubation 1-4h
- Contamination par porteur sain/plaie infectée
- Vomissements ++
Clostridium Perfringens
- Incubation 8-16h
- Défaut de conservation aliment après cuisson
- Diarrhée / douleurs abdo ++
Bacillus cereus
- Riz / purée / légumes
A entérotoxine thermostable
- ≈ S. aureus
A entérotoxine thermolabile
- ≈ C. perfringens
Vibrio cholerae
- Diarrhée acqueuse / eau de riz
- Pas de douleur abdo
- Température normale
- Risque DEC

SYNDROME GASTRO-ENTÉRITIQUE

Chez l'ID

- Protozoose : cryptosporidium / microsporidium / cyclospora / isospora
- Mycobactérie atypique : mycobacterium avium
- Colite à CMV

Campylobacter jejuni

- Nourriture : volaille / lait / eau robinet
- Chez le nouveau né (fausse invagination intestinale aigue)
- Guillain Barré 3 semaines après souvent

Yersinioses

Symptômes extradig
- Erythème noueux
- Arthralgies
- Ostéites

Yersinia enterocolitica
- Sd dysentérique classique

Yersinia pseudotuberculosis
- Tableau pseudo-appendiculaire
- Penser à une TIAC devant une « épidémie d'appendicite »

E. Coli

E. Coli entéroinvasif
- Eau / nourriture

E. Coli entérohémorragique
- O 157 H7 et O 104H4
- Viande de bœuf crue ou peu cuite
- +/- diarrhée hémorragique
- Complication : SHU

Salmonelle

Salmonelles mineures (non typhiques)
- S. enteritidis et typhi murium
- 75% des TIAC (viande, volaille, œufs, produits laitiers)

Salmonelles majeures (typhiques)
- S. typhi et paratyphi A, B et C
- Interhumaine ++
- Sévère / diarrhée jus de melon

Shigella

4 sérogroupes
- Dyensteriae
- Flexneri
- Boydii
- Sonnei

***MNÉMO** : **Quand Y Chie Ça Col**le*
***Quand** : Campylobacter jejuni / **Y** : Yersiniose / **Chi** : Shigella / **Ça** : Salmonelle / **Col** : E. Coli*

OD 5 Hémorragie digestive

HÉMORRAGIE DIGESTIVE

HAUTE : en amont de l'angle duodéno-jéjunal de Tretz

- Ulcère gastro-duodénale ++
- Rupture de varices sur hypertension portale ++

- Oesophagite
- Syndrome de Mallory Weiss
- Tumeurs
- Ulcération de dieu la foie

Si traces de sang dans le duodénum sans cause
- Wirsungorragie
- Hémobilie

BASSE: en aval de l'angle duodéno-jéjunal de Tretz

Colique ou proctologique (9/10)

- Diverticulite
- Angiodysplasie
- Colite aigue ou chronique
- Hémorroïde / fissure anale

Grêlique (1/10)

- Angiodysplasie
- Ulcérations de Crohn
- Ulcérations dues aux AINS
- Tumeurs du grêle
- Diverticule de Meckel

OD 6 Ictère

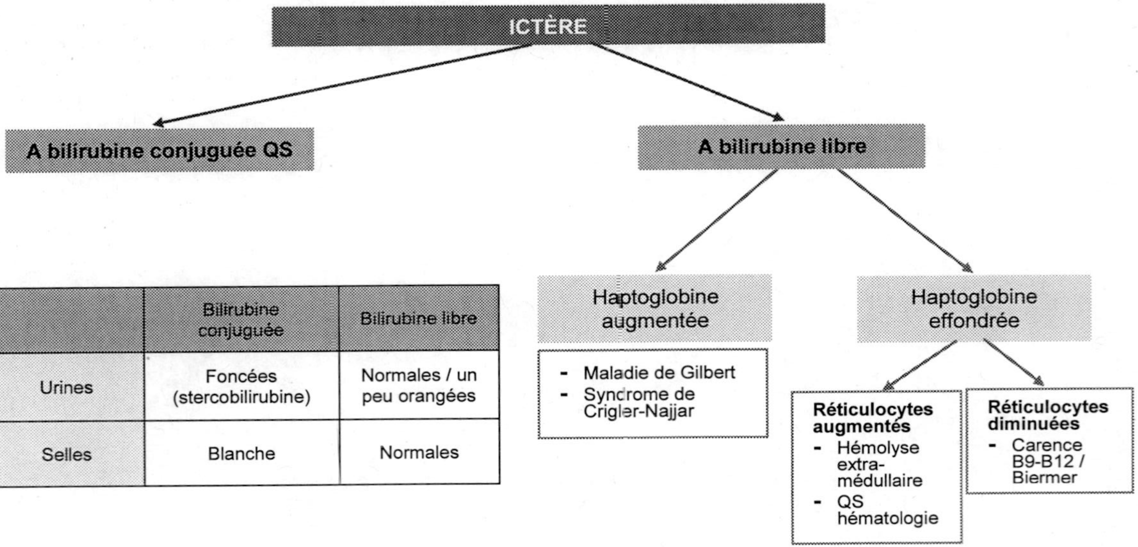

	Bilirubine conjuguée	Bilirubine libre
Urines	Foncées (stercobilirubine)	Normales / un peu orangées
Selles	Blanche	Normales

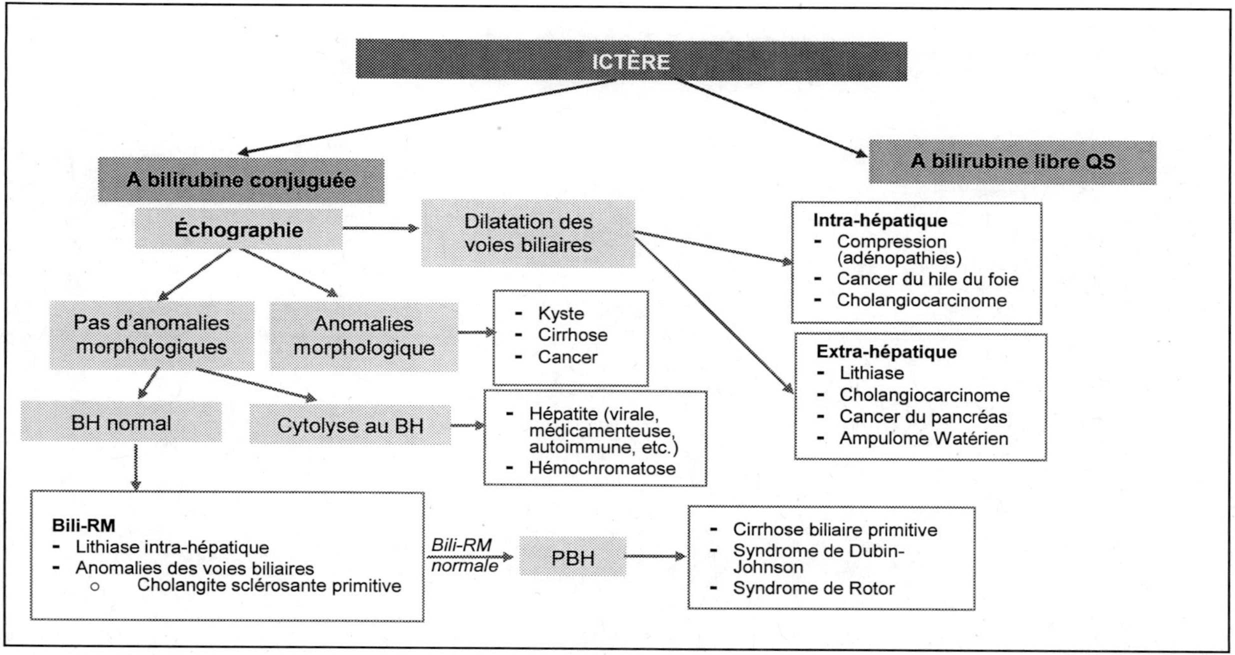
ICTÈRE
A bilirubine conjuguée
A bilirubine libre QS
Échographie
Dilatation des voies biliaires
Intra-hépatique
- Compression (adénopathies)
- Cancer du hile du foie
- Cholangiocarcinome
Extra-hépatique
- Lithiase
- Cholangiocarcinome
- Cancer du pancréas
- Ampulome Watérien
Pas d'anomalies morphologiques
Anomalies morphologique
- Kyste
- Cirrhose
- Cancer
BH normal
Cytolyse au BH
- Hépatite (virale, médicamenteuse, autoimmune, etc.)
- Hémochromatose
Bili-RM
- Lithiase intra-hépatique
- Anomalies des voies biliaires
o Cholangite sclérosante primitive
Bili-RM normale
PBH
- Cirrhose biliaire primitive
- Syndrome de Dubin-Johnson
- Syndrome de Rotor

OD 7 Dysphagie

	Dysphagie aux solides (obstruction) = lésionnelle	Odynophagie	Dysphagie aux liquides = fonctionnelle
Haute (oro-pharyngée)	Cancer : - Larynx / pharynx / langue	Angine - virale - bactérienne - candidose	Atteinte du SNC : - atteinte TC / noyaux IX / X Atteinte du SNP - Paralysie nerfs pharyngés - mononévrite / Guillain barré Myasthénie Myopathie
Basse (œsophage)	- Cancer œsophage - Compression extrinsèque (lymphome, thyroïde, ganglions néoplasiques, diverticule de Zenker) - Sténose (peptique / caustique / médicamenteuse / éosinophile) - Anneau de Schatzki / syndrome de Plummer-Vinson/Kelly Paterson	Oesophagite sténosante - peptique - caustique - infectieuse (candidosique ++) Œsophage casse-noisettes	- Pseudo-achalasie : processus compressif qui comprime l'œsophage - Achalasie : hypertrophie du SIO - Maladies des spasmes diffus - Sclérodermie - Idiopathique

A

Orientations diagnostiques : NEUROLOGIE

Orientations diagnostiques :

1 - Ataxie
2 - Déficit sensitivo-moteur
3 - Céphalées
4 - Coma
5 - Confusion
6 - Syndrome extra-pyramidal
7 - Compression médullaire
8 - Masse cérébrale

OD 1 Ataxie

Ataxie cérébelleuse	Ataxie vestibulaire	Ataxie proprioceptive
Altération du tonus / régulation entre contraction-relâchement des muscles agonistes-antagonistes - Danse des tendons de Babinski - Élargissement du polygone de sustentation - Embardées pseudo-ébrieuses à la marche - ROT pendulaire (par perte des antagonistes) - Tremblement d'action - Manoeuvre de Stewart-Holmes - Hypermétrie (≠dysmétrie) par hypotonie - Voix scandée et explosive (contraction du pharynx) : dysarthrie - Macrographie : par perte du tonus - Adiadococinésie	Même CAT que vertiges, sauf que le vestibulaire qui est révélé par une chute sera plus souvent central car les périphériques sont plus souvent complet et donc révélés par un vertige - Romberg latéralisé ou non avec un temps de latence - Déviation des index : lente, souvent infracentimétrique - Marche en étoile de Fukuda - Nystagmus : le sens est donné par la secousse rapide (pas de valeur localisatrice dans le central)	Atteinte du SNC : Neurosyphilis : tabes dorsalis SEP Biermer Tumeur / hématome Atteinte du SNP Neuropathies périphériques - Romberg non latéralisé / Chute brutale à l'emporte pièce dès l'occlusion des yeux - Démarche talonnante - Pallesthésie à tester

OD 2 DÉFICIT SENSITIVO-MOTEUR

DÉFICIT MOTEUR

ATTEINTE DU SNC

Syndrome central
→ Syndrome pyramidal
- Hypertonie spastique
- ROT vifs / diffus / polycinétiques / avec extension de la zone réflexogène
- Babinski / Hoffman / réflexes cutanés abdominaux
- Topographie QS

ATTEINTE DU SNP

Syndrome périphérique
- Hypotonie flasque
- ROT abolis
- Amyotrophie
- Topographie QS

ATTEINTE JONCTION NEURO-MUSCULAIRE

Syndrome myasthénique
- Tonus et ROT normaux
- Déficit aggravé à l'effort / fin de journée
- Test à la néostigmine

→

- Myasthenia gravis
- Syndrome de Lambert-Eaton
- Toxique : botulisme / D-pénicillamine / etc

ATTEINTE DU MUSCLE

Syndrome myogène
- Tonus normal
- ROT diminués
- Déficit proximal ++

→

- Myopathies
- Myosites

Etiologies : CT VITE DIT
- Carentiel
- Traumatique
- Vasculaire
- Infectieux
- Tumoral
- Endocrinien
- Dégénératif
- Inflammatoire
- Toxique

SYNDROME NEUROGÈNE CENTRAL

HÉMIPLÉGIE/PARÉSIE

Non proportionnelle : cortex moteur controlatéral

- Prédominance brachio-faciale ou membres inférieures

Proportionnelle : capsule interne controlatérale

- Atteinte aussi sévère aux étages face / membres supérieures / membres inférieures / face

SYNDROME ALTERNE

Atteinte du tronc cérébral

- Déficit d'un nerf crânien + hémiplégie/parésie controlatérale

TÉTRAPLÉGIE

- Atteinte médullaire haute des 2 faisceaux pyramidaux

PARAPLÉGIE

- Atteinte médullaire basse des 2 faisceaux pyramidaux

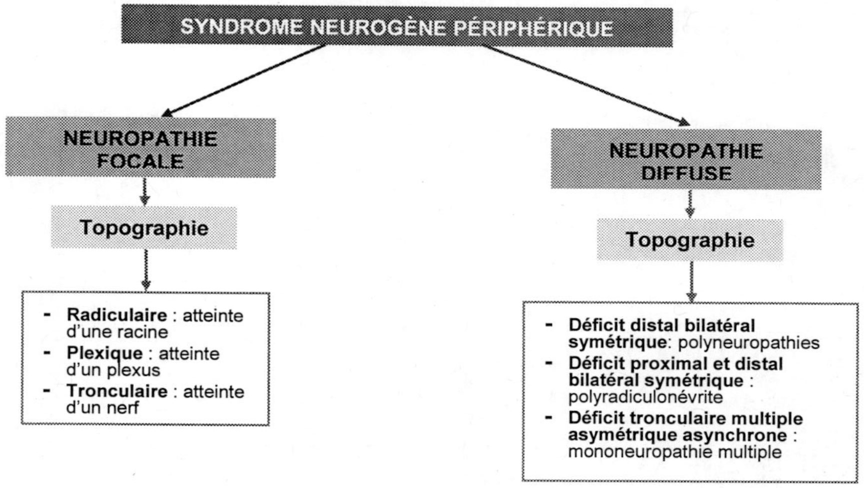
SYNDROME NEUROGÈNE PÉRIPHÉRIQUE
NEUROPATHIE FOCALE
Topographie
- **Radiculaire** : atteinte d'une racine
- **Plexique** : atteinte d'un plexus
- **Tronculaire** : atteinte d'un nerf
NEUROPATHIE DIFFUSE
Topographie
- **Déficit distal bilatéral symétrique**: polyneuropathies
- **Déficit proximal et distal bilatéral symétrique** : polyradiculonévrite
- **Déficit tronculaire multiple asymétrique asynchrone** : mononeuropathie multiple

DÉFICIT SENSITIF

SYNDROME TEMPORAL ET THALAMIQUE

Hypoesthésie lemniscale
- Déficit tact épicritique
- Déficit proprioceptif
- Déficit pallesthésique

Hypoesthésie extra-lémniscale
- Déficit thermique
- Déficit algique

Douleurs neuropathiques

SYNDROME CORDONNAL POSTÉRIEUR

Hypoesthésie lemniscale
- Déficit tact épicritique
- Déficit proprioceptif
- Déficit pallesthésique

Douleurs neuropathiques
- Signe de Lhermitte

SYNDROME SPINO-THALAMIQUE

Hypoesthésie extra-lémniscale
- Déficit thermique
- Déficit algique

Douleurs neuropathiques

SYNDROME NEUROGÈNE PÉRIPHÉRIQUE

- Hypotonie flasque
- ROT abolis
- Amyotrophie
- Topographie QS

Non proportionnelle : cortex controlatéral
- Prédominance brachio-faciale ou membres inférieures

Proportionnelle : thalamus controlatérale
- Atteinte aussi sévère aux étages face / membres supérieures / membres inférieures / face

Syndrome alterne : atteinte tronc cérébral

Céphalées

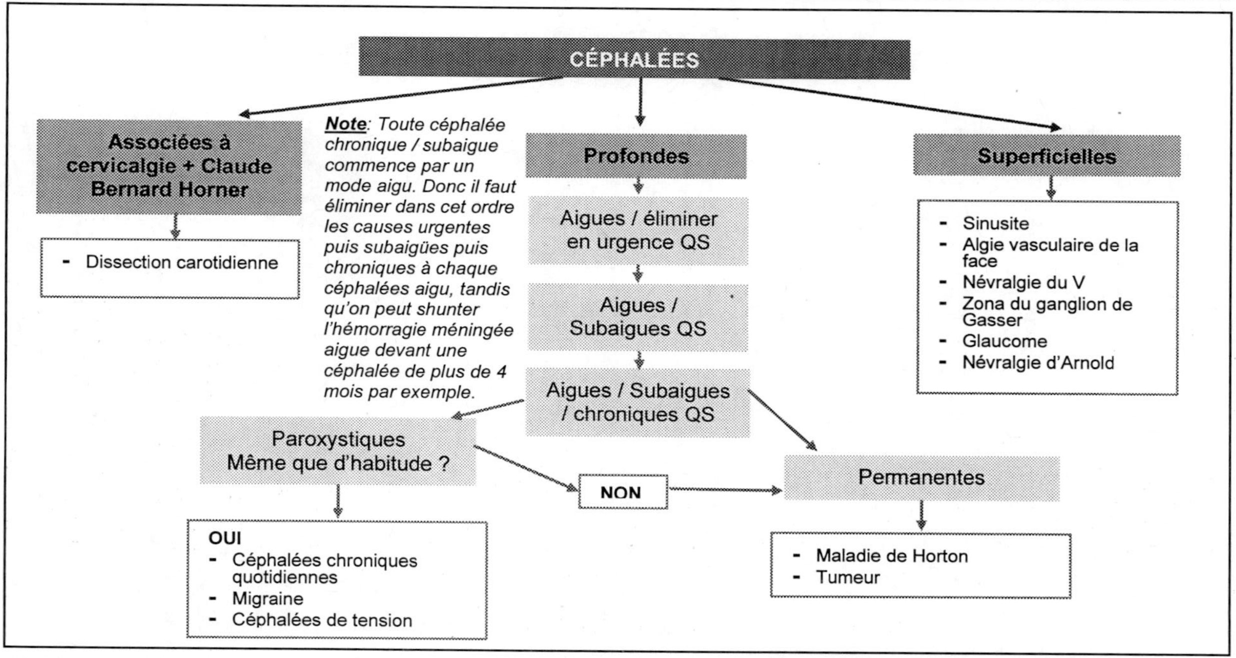
CÉPHALÉES
Associées à cervicalgie + Claude Bernard Horner
- Dissection carotidienne
Note: Toute céphalée chronique / subaigue commence par un mode aigu. Donc il faut éliminer dans cet ordre les causes urgentes puis subaigües puis chroniques à chaque céphalées aigu, tandis qu'on peut shunter l'hémorragie méningée aigue devant une céphalée de plus de 4 mois par exemple.
Profondes
Aigues / éliminer en urgence QS
Aigues / Subaigues QS
Aigues / Subaigues / chroniques QS
Paroxystiques
Même que d'habitude ?
OUI
- Céphalées chroniques quotidiennes
- Migraine
- Céphalées de tension
NON
Permanentes
- Maladie de Horton
- Tumeur
Superficielles
- Sinusite
- Algie vasculaire de la face
- Névralgie du V
- Zona du ganglion de Gasser
- Glaucome
- Névralgie d'Arnold

CÉPHALÉES AIGUES / CAUSES URGENTES À ÉLIMINER							
	Méningite	**Méningite basilaire**	**Abcès**	**(Méningo)-encéphalite**	**Hémorragie méningée**	**Hémorragie cérébroméningée**	**Hématome intracérébral**
Fièvre	+	+	+	+	-	-	+/-
Signes de localisation	-	+	+	-	-	+	+
Syndrome méningé	+	+	-	+/-	+	+	-
Syndrome encéphalitique	-	-	-	+	+/-	+/-	-
Précisions		Lystéria BK	Abcès cérébral = endocardite avec bactériémie jusqu'à preuve du contraire	Confusion ++ HSV VIH Paludisme			Syndrome de vasoconstriction réversible possible également lais avec convulsions parfois

CÉPHALÉES AIGUES-SUBAIGUES	
Vasodilatation	- Intoxication au CO - Médicaments vasodilatateurs - Prostaglandines - Chaleur - Etc.
Augmentation de la pression	HTA : - Crise aigue hypertensive - HTA maligne - PRESS (leucoencéphalopathie postérieure réversible)
Obstacle	**HTIC ++** - Hydrocéphalie - Thrombose veineuse cérébrale (thrombophilie / Behçet (aphtose + uvéite) / sinusites compliquée / etc.)

CÉPHALÉES AIGUES-SUBAIGUES-CHRONIQUES	
Éliminer la tumeur	**HTIC** - Céphalées matinales, en casque, progressives, rebelles aux antalgiques ± signes de localisation - Vomissement matinaux en jet - Atteinte du VI (non localisateur) **AEG** **+/- Engagement temporal** (mydriase unilatérale) **ou cérébelleux** (embardées)
Horton	Artérite inflammatoire temporale : hypovascularisation de l'artère carotide externe - Hyperesthésie du cuir chevelu: signe du peigne - Claudication de la mâchoire - PPR - Syndrome inflammatoire - BAV / cécité : NOIAA / œdème papillaire
Migraine	**QS critères de l'IHS** - Examen normal entre les crises / dure entre 4 et 72h chez l'adulte
Céphalées de tension	- Sujet jeune / plutôt postérieure - stress ++ / douleur suite à relaxation de la tension
Céphalées chroniques quotidiennes	Chronicisation d'une céphalée épisodique due à un abus d'antalgique

COMA

Si bilan négatif
- EEG à la recherche d'un EME

Coma non traumatique

Examen neurologique complet
- Fièvre
- Signes de localisation
- Syndrome méningé

→ = céphalées aigues QS

Épilepsie

- Brutalité du coma
- Reprise spontanée de la conscience sauf EME
- Stertor / teint violet
- Morsure latérale de la langue
- Peut être secondaire aux étiologies précédentes dont les éliminer avant

Hypoglycémie

- Faire un dextro
- Amélioration au resucrage

Selon terrain
- Insuffisance respiratoire aigue (flapping)
- Haleine pomme de reinette / ascite (IHC)
- Insuffisance cardiaque (OMI / crépitant)
- Syndrome néphrotique (OMI / BU

Toxiques
- Alcool (haleine)
- Professionnel (CO / arsenic / etc)
- Drogues (pupille / terrain / dosage)
- Médicaments (ordonnance++ / boites / IMV)

Métabolique
- Hyponatrémie importante
- Acidocétose / coma osmolaire
- Hypercalcémie (myélome / douleurs osseuses)

Coma traumatique

OD 5 CONFUSION

CONFUSION

→ **Diagnostic différentiel**
- Dépression
- Démence
- Aphasie de Wernicke

→ **Confusion non traumatique**

→ **Confusion traumatique**

Chez le sujet âgé
- Fièvre ++
- Douleur à elle seule parfois
- Infarctus du myocarde : ECG
- Anémie (peut sensibiliser) : NFS
- Médicaments ++
- Globe vésical / fécalome : élimination ++

Examen neurologique complet
- Fièvre
- Signes de localisation
- Syndrome méningé

→ = céphalées aigues QS

Épilepsie

→
- Stertor / teint violet
- Morsure latérale de la langue

Si bilan négatif
- EEG à la recherche d'un EME

Hypoglycémie

→
- Faire un dextro
- Amélioration au resucrage

Selon terrain
- Insuffisance respiratoire aigue (flapping)
- Haleine pomme de reinette / ascite (IHC)
- Insuffisance cardiaque (OMI / crépitant)
- Syndrome néphrotique (OMI / BU ...)

Toxiques
- Alcool (haleine)
- Professionnel (CO / arsenic / etc)
- Drogues (pupille / terrain / dosage)
- Médicaments (ordonnance++ / boites / IMV)

Métabollique
- Dysnatrémie
- Hypercalcémie (myélome / douleurs osseuses)

OD 6 SYNDROME EXTRA-PYRAMIDAUX

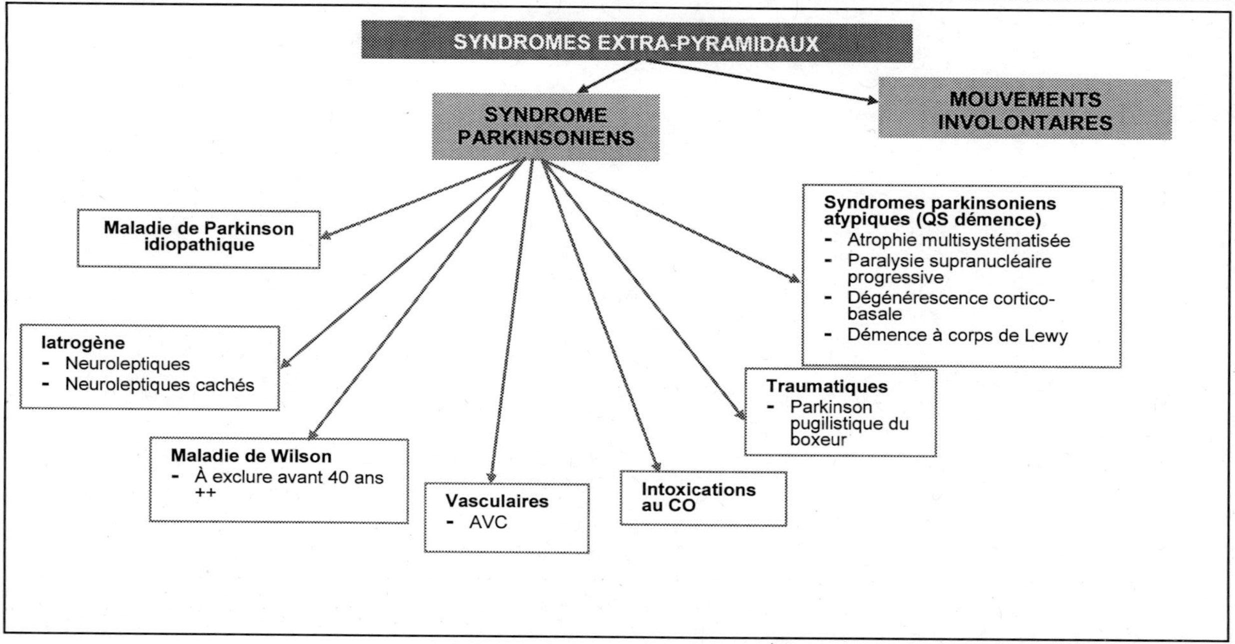

OD 7 COMPRESSION MÉDULLAIRE

COMPRESSION MÉDULLAIRE

NON TRAUMATIQUE

Causes extra-durales

- Métastases néoplasiques vertébrales
- Myelopathie cervicarthrosique
- Hernie discale
- Spondylodiscite et épidurite infectieuse
- Hématome épidural

Causes intra-durales extra-médullaires

- Méningiomes
- Neurinomes
- Arachnoïdite

Causes intra-médullaires

- Épendymome
- Astrocytome
- Malformations vasculaires
- Syringomyélie

TRAUMATIQUE

MASSE CÉRÉBRALE

PdC = Produit de contraste

MASSE CÉRÉBRALE

- **INTRA-AXIALE** – Développé au dépend du parenchyme cérébral
  - **Unique QS**
  - **Multiples QS**
- **EXTRA-AXIALE** – Développé au dépend des méninges ou nerfs crâniens
  - **En contact avec la dure-mère**
    - **Méningiome**
      - Dense / homogène
      - Hypo-isoT1 / hyperT2
      - Queue de comète
      - Prend massivement le contraste du PdC
  - **Angle ponto-cérébelleux**
    - **Neurinome**
      - HypoT1 / hypoT2
      - Rehaussement au PdC

MASSE CÉRÉBRALE INTRA-AXIALE MULTIPLE

Lésion annulaire avec rehaussement périphérique

Métastases
- HypoT1 / hyperT2
- Saignement souvent si méta de mélanome / rein +++
- Pas de restriction de diffusion

Abcès
- HypoT1 / hyperT2
- Pas de restriction de diffusion

PdC = Produit de contraste

MASSE CÉRÉBRALE INTRA-AXIALE UNIQUE

LOCALISATION

Cervelet

Astrocytome pilocytique
- Homogène / dense
- HypoT1 / hyperT2
- Prend bien le contraste
- +/- kystique

Médulloblastome
- Homogène / dense
- HypoT1 / hyperT2
Prend bien le contraste

Péri-ventriculaire

Lymphome ou toxoplasmose
- Immunodéprimé
- Cotonneux
- Hypo/isoT1
- Hyper/isoT2
- Fort rehaussement au PdC

Hypophysaire

Adénome hypophysaire
- IsoT1 / hyperT2
- Rehaussement au PdC

Craniopharyngiome
- Calcification suprasellaire
- Enfant ++

Autres QS

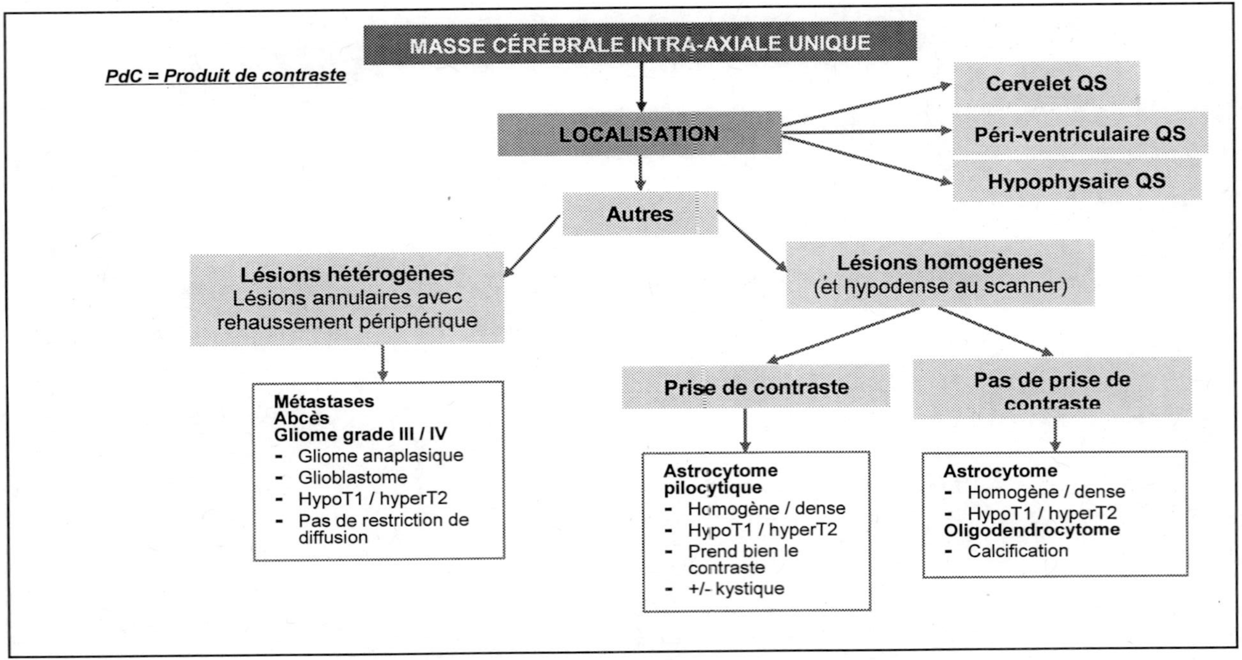
MASSE CÉRÉBRALE INTRA-AXIALE UNIQUE
PdC = Produit de contraste
LOCALISATION
Cervelet QS
Péri-ventriculaire QS
Hypophysaire QS
Autres
Lésions hétérogènes
Lésions annulaires avec rehaussement périphérique
Métastases
Abcès
Gliome grade III / IV
- Gliome anaplasique
- Glioblastome
- HypoT1 / hyperT2
- Pas de restriction de diffusion
Lésions homogènes
(ét hypodense au scanner)
Prise de contraste
Astrocytome pilocytique
- Homogène / dense
- HypoT1 / hyperT2
- Prend bien le contraste
- +/- kystique
Pas de prise de contraste
Astrocytome
- Homogène / dense
- HypoT1 / hyperT2
Oligodendrocytome
- Calcification

A

Orientations diagnostiques : NÉPHROLOGIE

Orientations diagnostiques :

1 - Acidose métabolique
2 - Déshydratation extracellulaire
3 - Hyperhydratation extracellulaire
4 - Hyponatrémie
5 - Hypernatrémie
6 - Glomérulopathies (microscopie)
7 - Hypercalcémie
8 - Hyperkaliémie
9 - Hypokaliémie
10 - Syndrome polyuro-polydypsique
11 - Protéinurie

OD 1 ACIDOSE MÉTABOLIQUE

ACIDOSE MÉTABOLIQUE

Trou anionique plasmatique
TAp = Na+ - (Cl- + HCO3-) = 12 +/-4

TA normal ou bas = acidose hyperchlorémique
Perte de base ou défaut de production de NH4+ urinaire

Trou anionique urinaire
Tau = Na+u + K+u – Cl-u
Cl-u corrélé à excrétion de NH4+ acides dans les urines

TAU > 0
Défaut d'excrétion acide
Acidose tubulaire distale de type 1
- pHu > 5,5

Acidose tubulaire distale hyperkaliémante de type 4
- pHu < 5,5

TAU < 0
Perte excessive de base
Diarrhée
Acidose tubulaire proximale de type 2

TA augmenté = accumulation d'acides

K (Kétone) : acidocétose (diabétique, alcoolique)
U (Urémie) : IRA / IRC
S (Salicylés) : intoxication aux salicylés (aspirine)
M (Méthanol) : Intoxication au méthanol
E (Éthanol) : Intoxication à l'éthanol
E (Éthylène glycol) : Intoxication à l'éthylène glycol
L : acidose lactique
L : Lyse cellulaire

OD 2 DÉSHYDRATATION EXTRA-CELLULAIRE

DÉSHYDRATATION EXTRA-CELLULAIRE

Pertes extra-rénales

Natriurèse adaptée : NaU < 20mmol/L
Na/K urinaire < 1
Oligurie / urines concentrées

Pertes digestives
- Vomissements prolongés
- Diarrhées profuses
- Fistules digestives / SNG en aspiration
- Abus de laxatifs

Pertes cutanées
- Sudation importante (fièvre prolongée, exercice physique intense)
- Exsudation cutanée (brulures, dermatoses bulleuse)
- Anomalies quantitatives de la sueur (mucoviscidose)

3ème secteur (pas vraiment une perte)
- Occlusion intestinale
- Péritonite
- Pancréatite
- Rhabdomyolyse
- Hémorragie

Pertes rénales

Natriurèse adaptée : NaU > 20mmol/L
Na/K urinaire > 1
Diurèse conservée / urines claires

Maladie rénale intrinsèque
- Néphropathie interstitielle avec perte de sel (rarissime) : néphrite interstitielle chronique, néphronophtise
- IRC sévère lors d'un régime désodé
- Syndrome de levée d'obstacle
- Reprise diurèse après NTA

Anomalies fonctionnelles
- Polyurie osmotique : diabète sucré décompensé, mannitol
- Hypercalcémie
- Diurétique
- Insuffisance surrénale aigue

OD 3 HYPERHYDRATATION EXTRA-CELLULAIRE

HYPERHYDRATATION EXTRA-CELLULAIRE

→ **Diminution du volume efficace**

Plutôt tension normale ou abaissée
- Insuffisance cardiaque
- Cirrhose
- Hypoprotidémie (dénutrition, entéropathie exsudative)
- Vasodilatation périphérique excessive

→ **Augmentation du volume efficace**

HTA ++ / OAP
- Insuffisance rénale lorsque les apports dépassent l'excrétion
  - IRC pré-terminale (Cl 15-20 : altération du rein à éliminer le Na+)
- Glomérulonéphrite aigue (syndrome néphritique ++)
- Hypovolémie efficace (http / Ascite etc) : augmentation de la réabsorption rénale

OD 4 HYPONATRÉMIE

HYPONATRÉMIE

↓

Éliminer une fausse hyponatrémie

Mesure ou calcul osmolarité plasmatique
- Hyperosmolarité (<300 mOsm/L) = hyperglycémie, glycérol, éthylène glycol, méthanol, éthanol
- Osmolarité normale (285 +/- 5 mOsm/L) = hyperprotidémie, hyperlipidémie
- Hypo-osmolarité (< 275 mOsm/L) = Hyponatrémie vraie

↓

Évaluation du SEC

DEC
Hyponatrémie de déplétion

- **Natriurèse adaptée**
  - Perte extra-rénale
- **Natriurèse inadaptée**
  - Perte rénale QS DEC
  - Insuffisance surrénalienne

SEC normal

→ Mesure osmolarité urinaire

OsmU > 100
- SiADH
- Hypothyroïdie

OsmU < 100
- Potomanie
- Buveur de bière

HEC
Hyponatrémie de dilution

- Insuffisance cardiaque
- Insuffisance hépatique
- Syndrome néphrotique
- Insuffisance rénale dépassée par un apport trop important

OD 5 HYPERNATRÉMIE

HYPERNATRÉMIE

↓

Éliminer une polyurie osmotique évoquée devant

- Contexte (diabète sucré, traitement par mannitol)
- Osmolalité urinaire > 300 mOsm/kg
- Existence d'un trou osmolaire dans l'urine : différence osmolarité urinaire calculée et mesurée

↓

Évaluation du SEC

DEC
Hyponatrémie de déplétion

- **Natriurèse adaptée**
  - Perte extra-rénale
- **Natriurèse inadaptée**
  - Perte rénale QS DEC
  - Insuffisance surrénalienne

SEC normal

Évaluation diurèse
Polyurie ?

Oui : perte rénale d'eau
- Diabète insipide
- Reset osmotat

Non : perte extrarénale d'eau
- Pertes insensibles en eau (transpiration / respiratoire / dig)

HEC
Hyponatrémie de dilution

Très rare
- Iatrogénie : perfusion excessive de sérum phy
- Absorption d'eau de mer
- Hyperaldostéronisme primaire

CAS PARTICULIERS

Syndrome de perte de sel d'origine cérébral

- Aussi appelé Cerebral Salt Wasting Syndrome (CSW)
- Associé à une hyponatrémie (mais pas toujours évidente)
- Difficile à distinguer d'un SiADH or, la PEC diffère ++
- Mal compris, certains auteurs remettent même en cause son existence

<u>Différences entre les deux</u>

- CSW :
  - Perte de sel par le rein
  - Volume plasmatique diminué
  - Hyponatrémie
  - ➔ remplir le patient
- SiADH :
  - Rétention d'eau libre
  - Volume plasmatique normal
  - ➔ restriction hydrique

OD 6 GLOMÉRULOPATHIES : MICROSCOPIE

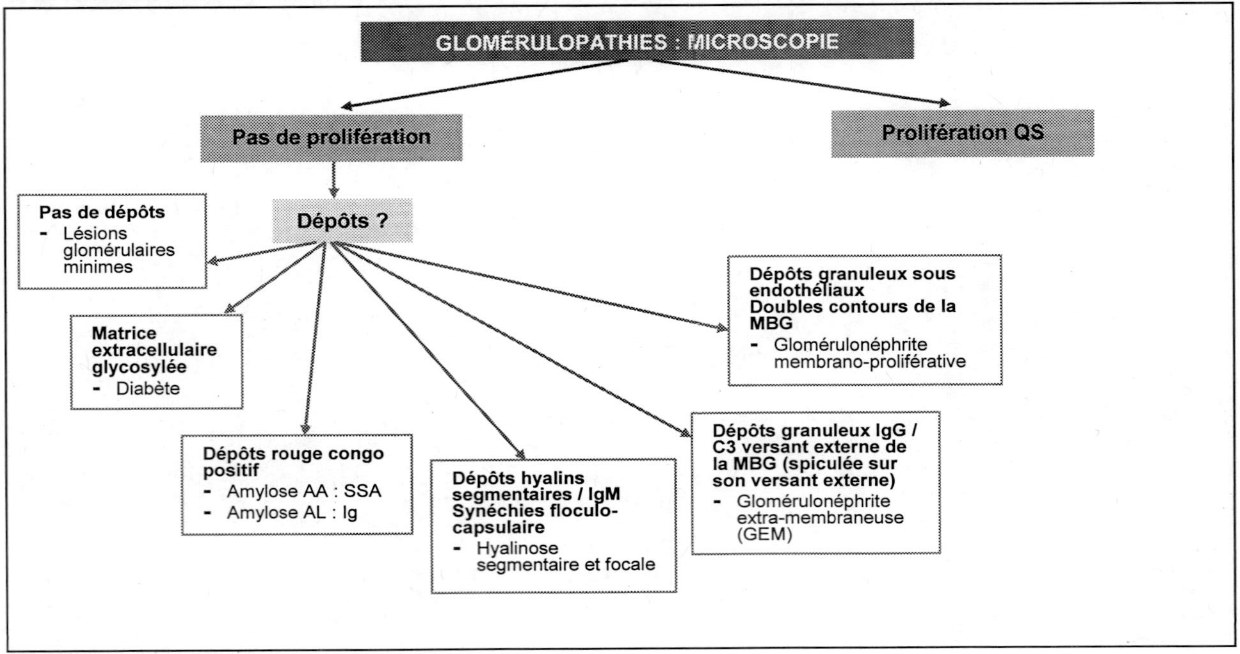

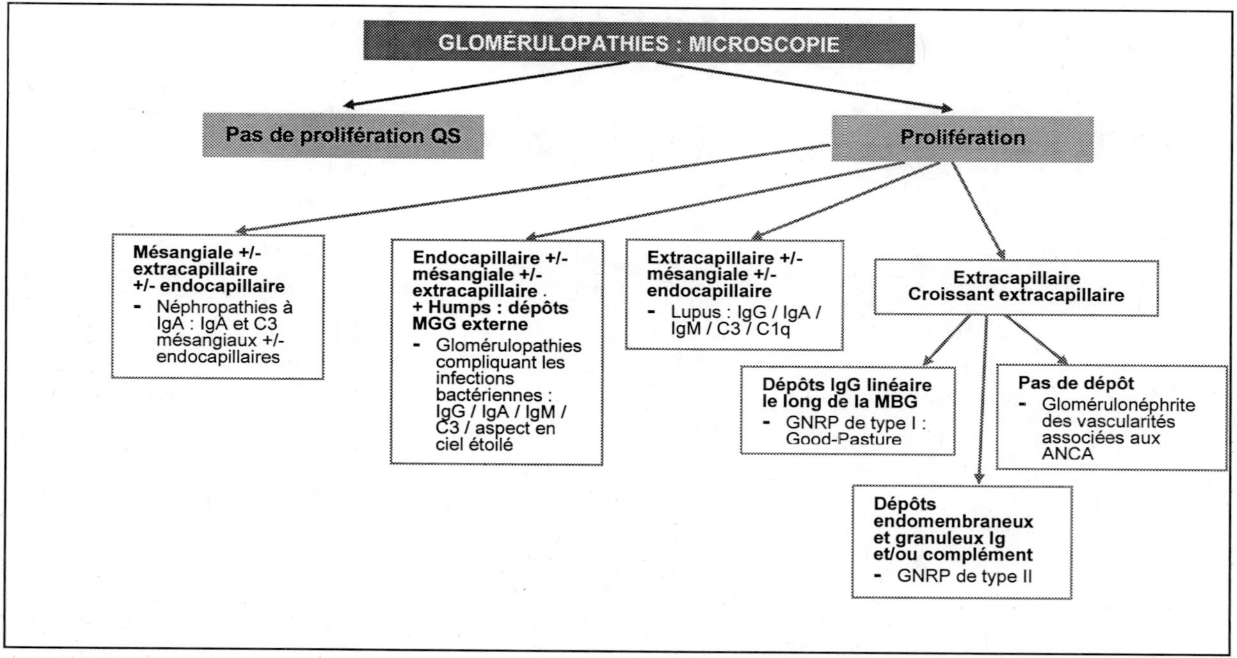
GLOMÉRULOPATHIES : MICROSCOPIE
Pas de prolifération QS
Prolifération
Mésangiale +/- extracapillaire +/- endocapillaire
- Néphropathies à IgA : IgA et C3 mésangiaux +/- endocapillaires
Endocapillaire +/- mésangiale +/- extracapillaire . + Humps : dépôts MGG externe
- Glomérulopathies compliquant les infections bactériennes : IgG / IgA / IgM / C3 / aspect en ciel étoilé
Extracapillaire +/- mésangiale +/- endocapillaire
- Lupus : IgG / IgA / IgM / C3 / C1q
Extracapillaire
Croissant extracapillaire
Dépôts IgG linéaire le long de la MBG
- GNRP de type I : Good-Pasture
Pas de dépôt
- Glomérulonéphrite des vascularités associées aux ANCA
Dépôts endomembraneux et granuleux Ig et/ou complément
- GNRP de type II

OD 7 HYPERCALCÉMIE

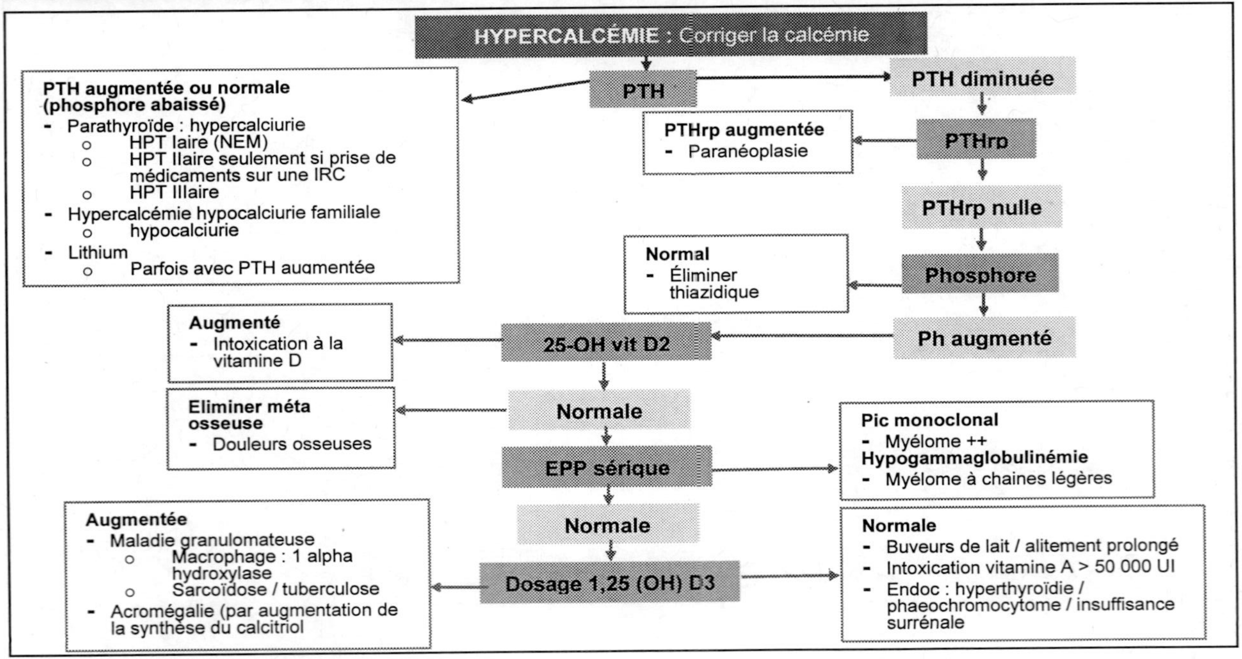

HYPERKALIÉMIE

↓

Vérifier que le prélèvement a bien été fait
- Garrot
- Temps d'attente

↓

Insuffisance rénale ++

Médicaments hypokaliémiants
- IEC / ARA II / épargneurs de potassium

Endocrinologique
- Insuffisance surrénale
    - Hypoaldostéronisme : hypotension + hyponatrémie
    - Douleur abdominale

Lyse cellulaire
- Élévation des CPK (lyse musculaire souvent)

Acidose métabolique
- Trou anionique augmentée : apport d'acides non dosés (acide lactique)
- Trou anionique normal ou diminué
    - Perte digestive : diarrhée
    - Perte rénale
        - Trou anionique urinaire positif : acidose tubulaire distale hyperkaliémique de type IV (hypoaldostéronisme)

OD 9 HYPOKALIÉMIE

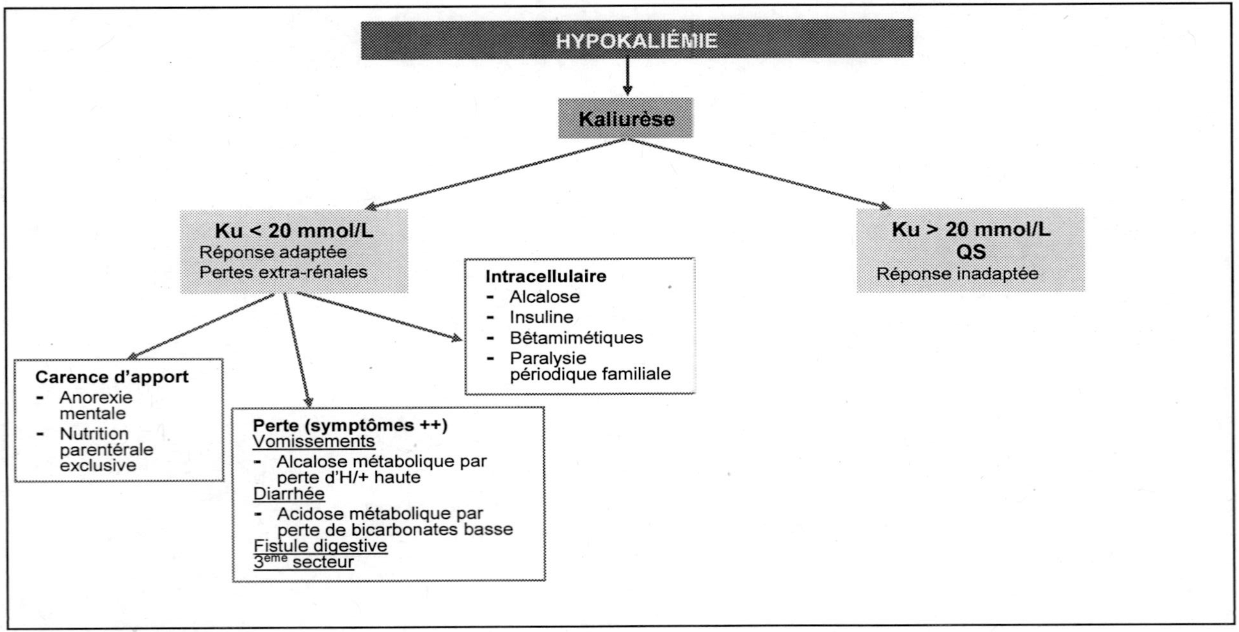

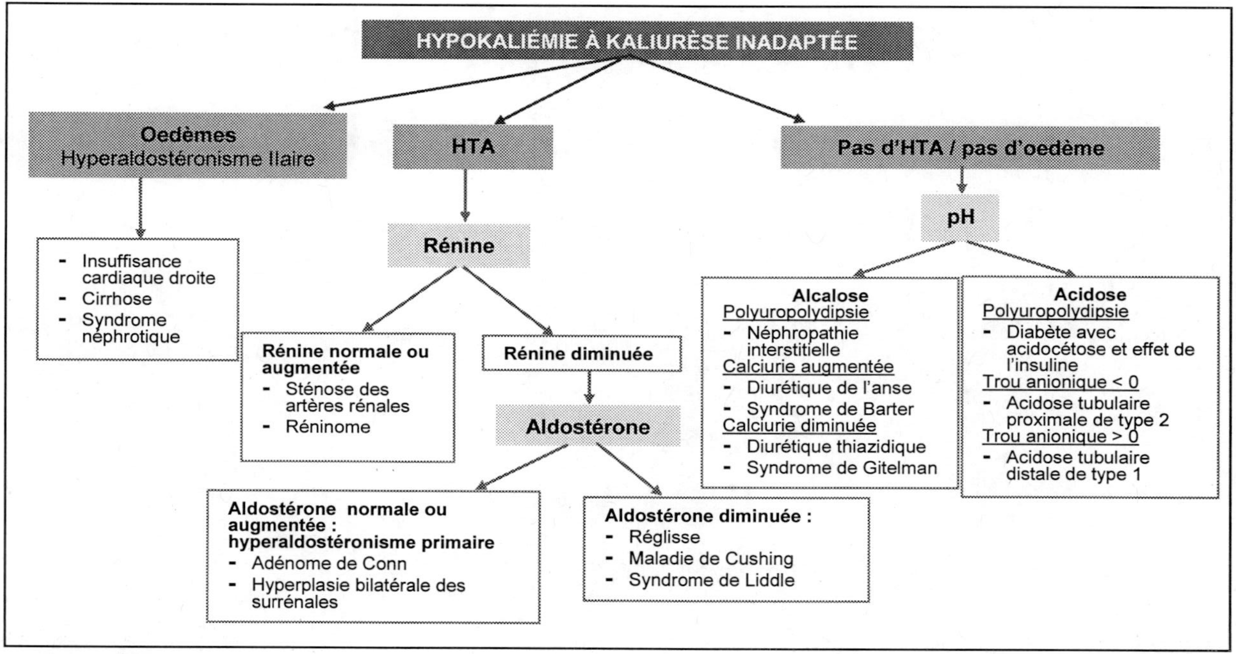
HYPOKALIÉMIE À KALIURÈSE INADAPTÉE
Oedèmes
Hyperaldostéronisme IIaire
- Insuffisance cardiaque droite
- Cirrhose
- Syndrome néphrotique
HTA
Rénine
Rénine normale ou augmentée
- Sténose des artères rénales
- Réninome
Rénine diminuée
Aldostérone
Aldostérone normale ou augmentée : hyperaldostéronisme primaire
- Adénome de Conn
- Hyperplasie bilatérale des surrénales
Aldostérone diminuée :
- Réglisse
- Maladie de Cushing
- Syndrome de Liddle
Pas d'HTA / pas d'oedème
pH
Alcalose
Polyuropolydipsie
- Néphropathie interstitielle
Calciurie augmentée
- Diurétique de l'anse
- Syndrome de Barter
Calciurie diminuée
- Diurétique thiazidique
- Syndrome de Gitelman
Acidose
Polyuropolydipsie
- Diabète avec acidocétose et effet de l'insuline
Trou anionique < 0
- Acidose tubulaire proximale de type 2
Trou anionique > 0
- Acidose tubulaire distale de type 1

OD 10 SYNDROME POLYURO-POLYDIPSIQUE

SYNDROME POLYURO-POLYDIPSIQUE

Toute cause de diurèse osmotique

- Diabète sucré
- Intoxication au mannitol
- Produit de contraste
- Hyperprotéinémie
- Hypernatrémie

Diabète insipide

Néphrogénique

- Médicamenteux (lithium, amphotéricine B)
- Insuffisance rénale
- Néphropathie interstitielle
  - Amylose
  - Syndrome de Sjogren
  - Néphrocalcinose
- Altération du gradient cortico-papillaire
  - Syndrome de levée d'obstacle
  - Diurétiques
- Métaboliques
  - Hypercalcémie
  - Hypokaliémie chronique
- Héréditaire :
  - Lié à l'X dans 90% des cas
  - AR dans 10% des cas

Central

- Traumatisme hypophyse
- Post chirurgical
  - Chirurgie des adénomes hypophysaires
- Ischémiques
- Néoplasiques
  - Pinéalome
  - Métastase
- Granulomes hypophysaires
  - Sarcoïdose
  - Histiocytose
- Néoplasiques
  - Encéphalite
  - Méningite
- Idiopathique

Polydipsies primaires

- Dipsogène : diminution du seuil osmotique de la soif, méningite tuberculeuse, médicaments, trauma crânien
- Psychogène (potomanie) : schizophrénie, troubles bipolaires, troubles dépressifs etc.

OD 11 PROTÉINURIE

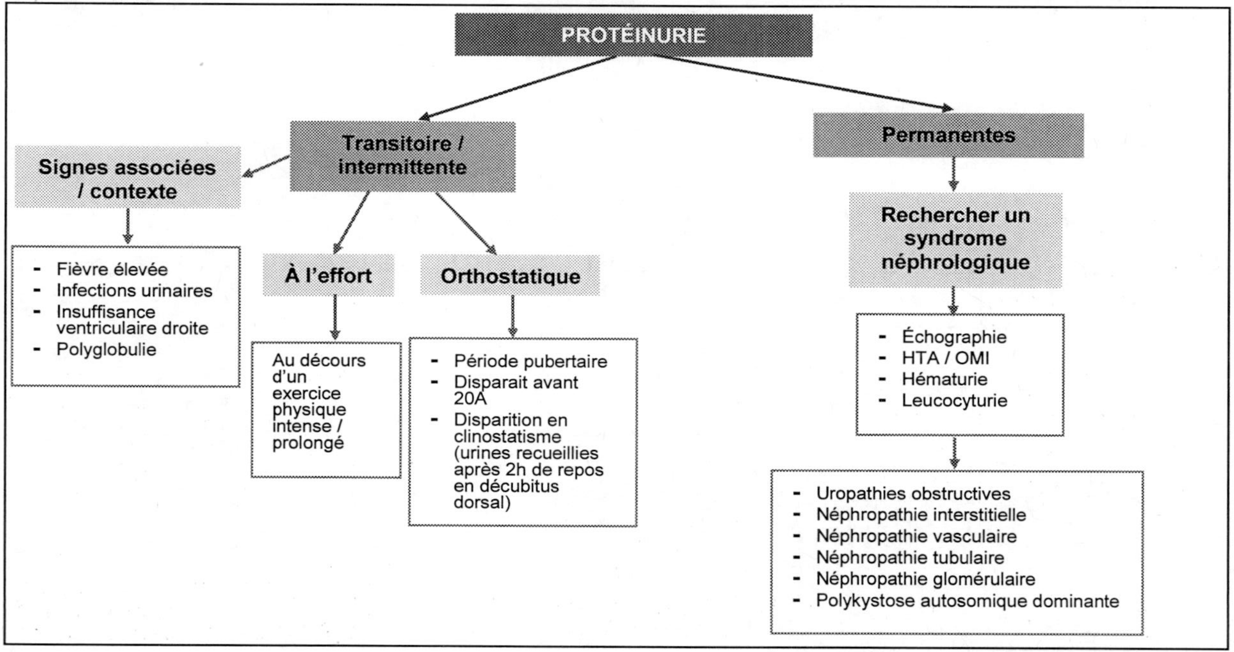

OD 11 PROTÉINURIE : SYNDROMES NÉPHROLOGIQUES

	Tubulaire	Interstitielle	Glomérulaire	Vasculaire
HTA	-	-	++	++
Oedèmes	-	-	++	-
Protéinurie	< 2g/L	< 1-2g/L	> 2g/L	Variable
Hématurie	-	±	+ micro	+ macro
Leucocyturie	-	+	-	-

A

Orientations diagnostiques : UROLOGIE

Orientations diagnostiques :

1 - Hématurie
2 - Incontinence urinaire
3 - Troubles mictionnels

OD 1 HÉMATURIE

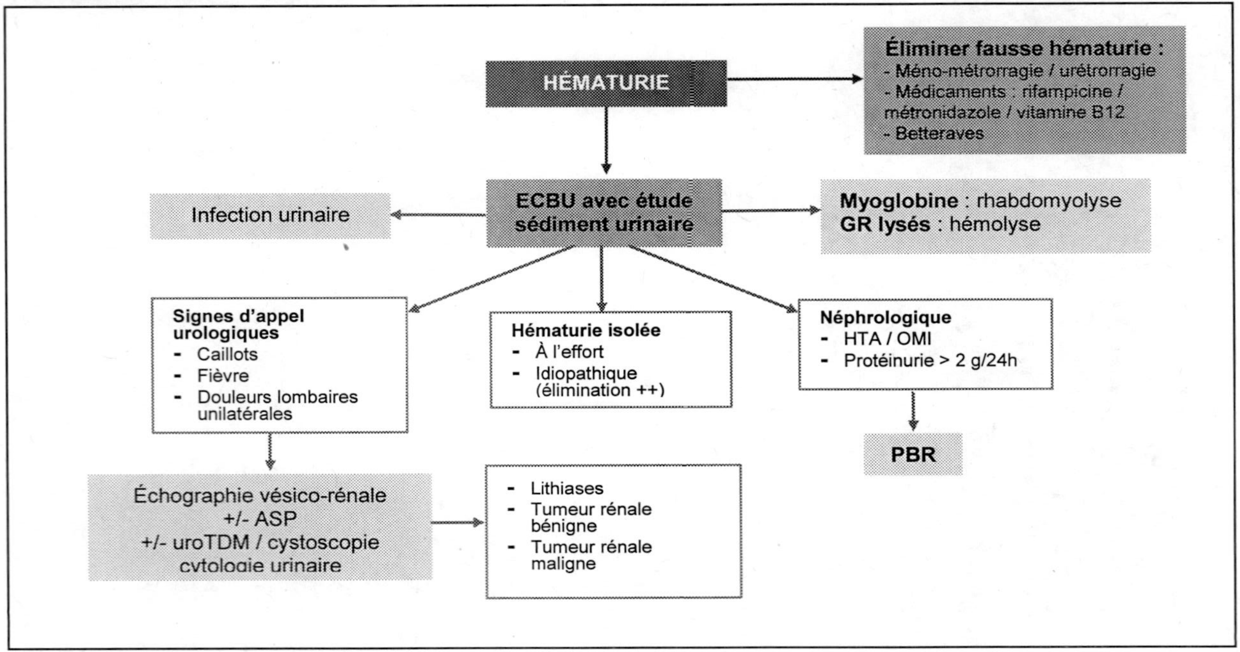

OD 2 INCONTINENCE URINAIRE

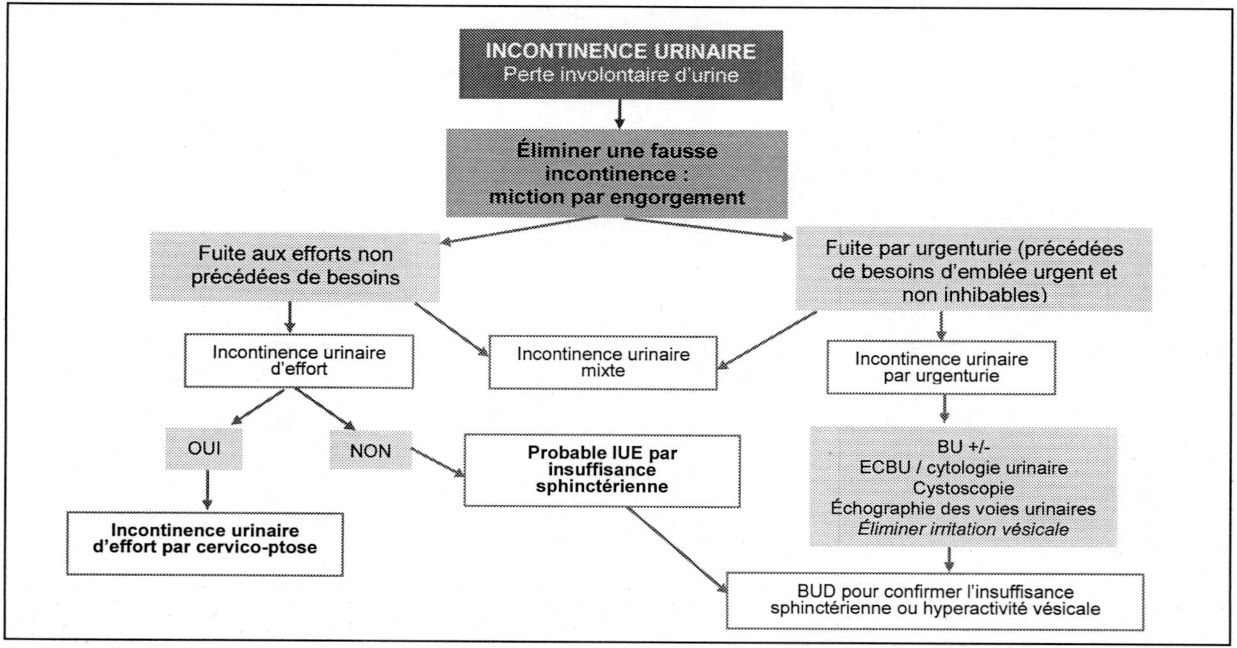

OD 3 TROUBLES MICTIONNELS

TROUBLES MICTIONNELS

Dysurie

1/ Confirmer la dysurie
Débitmétrie :
Qmax < 15 mL/s pour > 150 mL uriné

- BU / ECBU
- Iono / urée / créat
- Écho des voies urinaires
- Cystoscopie
- BUD
- Urétro-cystographie rétrograde mictionnelle

Pollakiurie
Urgenturie

1/ Différencier d'une polyurie :
Calendrier mictionnel

2/ Suspicion d'irritation:
- BU / ECBU
- Écho des voies urinaires
- Cystoscopie
- Urétro-cystographie rétrograde mictionnelle

Si normal ou contexte neurologique :
BUD

A

Orientations diagnostiques : ORL

Orientations diagnostiques :

1 - Dysphonie
2 - Surdité
3 - Vertige
4 - Tuméfaction parotidienne

OD 1 DYSPHONIE

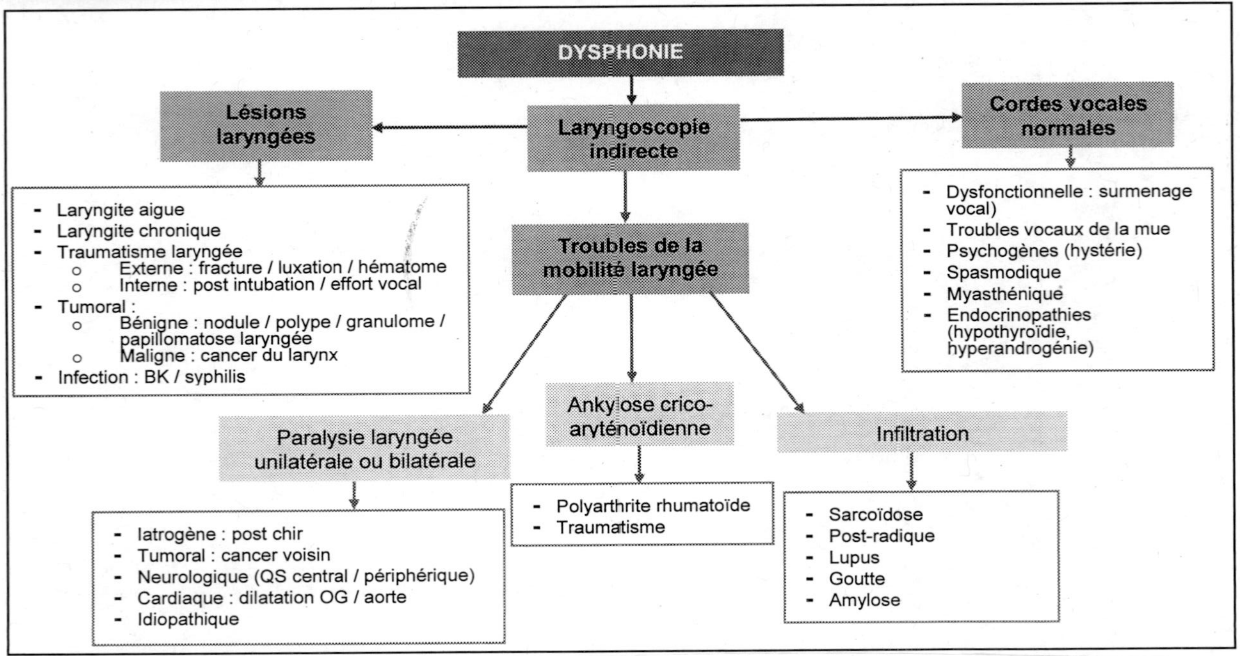

OD 2 SURDITÉ

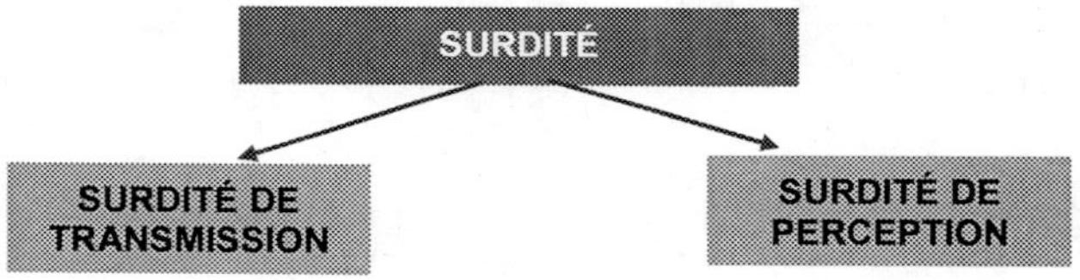

Surdité	Weber	Rinne
Transmission	Entendu côté atteint	CO > CA = Rinne négatif
Perception	Entendu côté sain	CO < CA = RInne positif
Audition normale	Entendu des deux côtés	CO < CA = RInne positif

Rinne **P**ositif = **P**erception

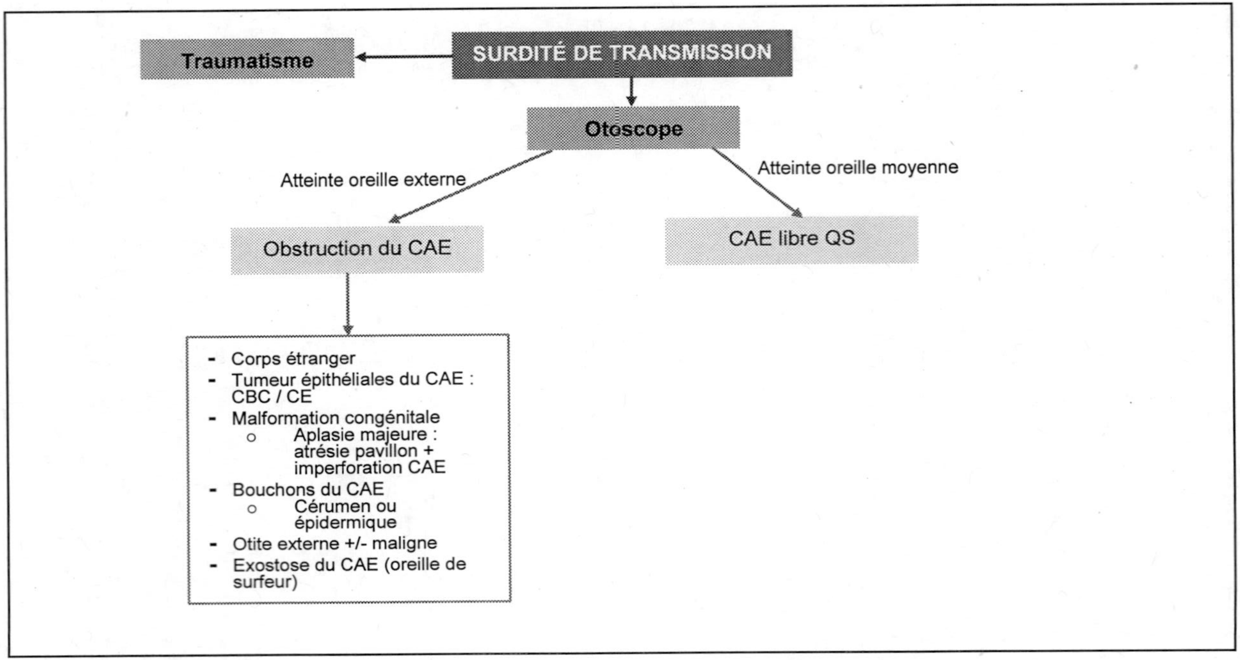
SURDITÉ DE TRANSMISSION
Traumatisme
Otoscope
Atteinte oreille externe
Atteinte oreille moyenne
Obstruction du CAE
CAE libre QS
- Corps étranger
- Tumeur épithéliales du CAE : CBC / CE
- Malformation congénitale
o Aplasie majeure : atrésie pavillon + imperforation CAE
- Bouchons du CAE
o Cérumen ou épidermique
- Otite externe +/- maligne
- Exostose du CAE (oreille de surfeur)

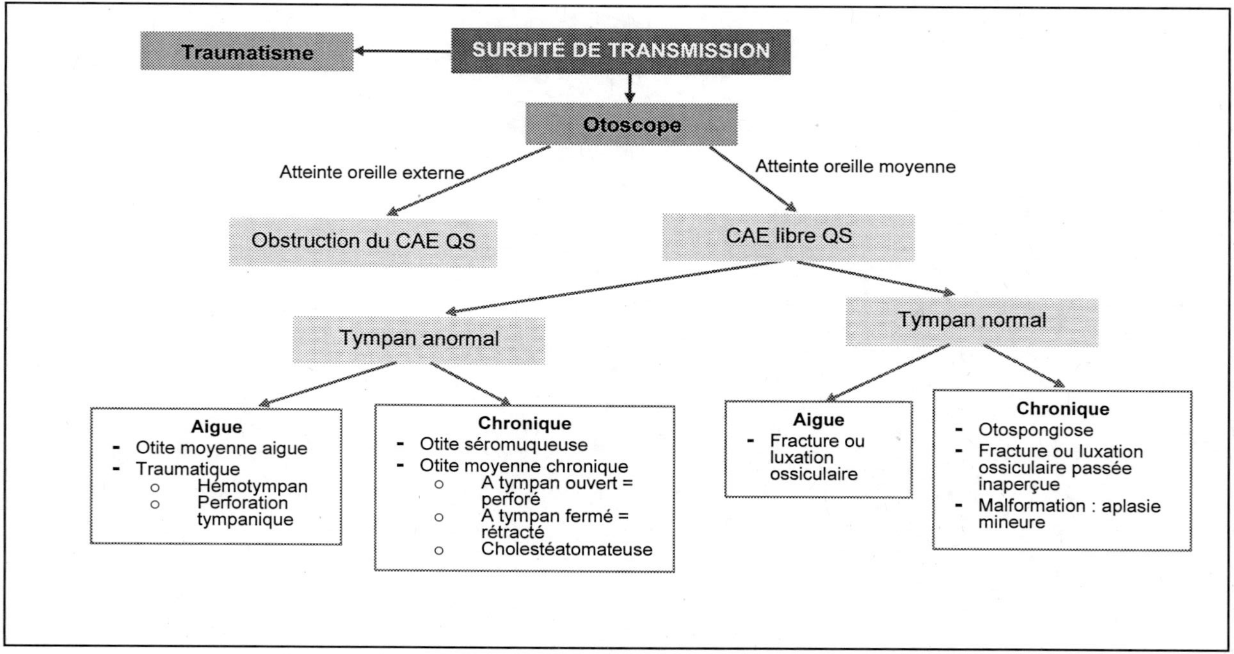
SURDITÉ DE TRANSMISSION
Traumatisme
Otoscope
Atteinte oreille externe
Atteinte oreille moyenne
Obstruction du CAE QS
CAE libre QS
Tympan anormal
Tympan normal
Aigue
- Otite moyenne aigue
- Traumatique
○ Hémotympan
○ Perforation tympanique
Chronique
- Otite séromuqueuse
- Otite moyenne chronique
○ A tympan ouvert = perforé
○ A tympan fermé = rétracté
○ Cholestéatomateuse
Aigue
- Fracture ou luxation ossiculaire
Chronique
- Otospongiose
- Fracture ou luxation ossiculaire passée inaperçue
- Malformation : aplasie mineure

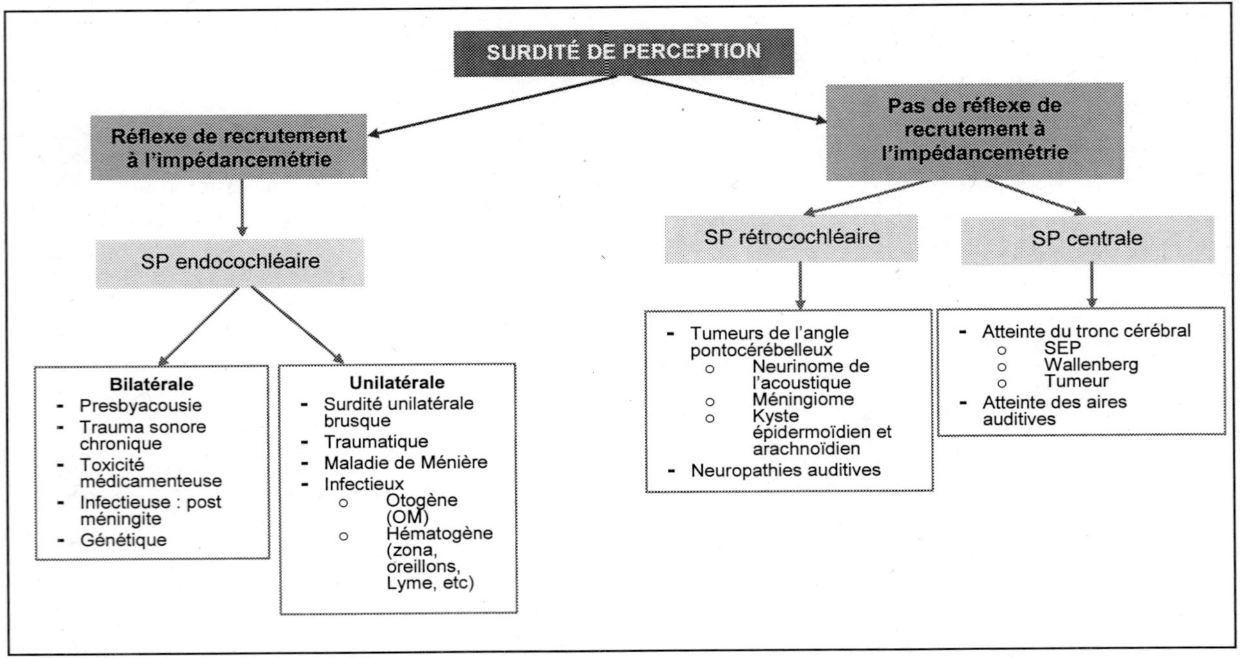
SURDITÉ DE PERCEPTION
Réflexe de recrutement à l'impédancemétrie
Pas de réflexe de recrutement à l'impédancemétrie
SP endocochléaire
SP rétrocochléaire
SP centrale
Bilatérale
- Presbyacousie
- Trauma sonore chronique
- Toxicité médicamenteuse
- Infectieuse : post méningite
- Génétique
Unilatérale
- Surdité unilatérale brusque
- Traumatique
- Maladie de Ménière
- Infectieux
o Otogène (OM)
o Hématogène (zona, oreillons, Lyme, etc)
- Tumeurs de l'angle pontocérébelleux
o Neurinome de l'acoustique
o Méningiome
o Kyste épidermoïdien et arachnoïdien
- Neuropathies auditives
- Atteinte du tronc cérébral
o SEP
o Wallenberg
o Tumeur
- Atteinte des aires auditives

VERTIGE

Diagnostic différentiel :
Anémie
Hypoglycémie
Hypothermie
Phobie

Examen neurologique

QS déficit sensitivo-moteur
- Brutal
  - AVC vertébro-basilaire (Wallenberg)
- Rapide
  - SEP
  - Méningite basilaire
  - Abcès
- Progressif
  - Tumeurs :
    - Fosse postérieure
    - Angle ponto-cérébelleux (neurinome du VIII)
  - Malformation d'Arnold Chiari

Examen négatif

Paroxystique

- Ménière
  - Long (plusieurs minutes / heures)
  - Triade : vertige / acouphène / hypoacousie
  - Récidivant au bout de quelques années
- VPPB
  - Court (< 1 minute)
  - Manœuvre de Dix et Hallpike
- Vertige récurrent bénin par élimination

Permanente

- Névrite vestibulaire
  - Fièvre
  - Plutôt périphérique
- Atteinte de la PICA
  - Peut donner vertige isolé sans tableau de Wallenberg complet
  - FdR CV
  - Céphalées postérieures
  - Plutôt central

Examen ORL : otoscopie / Rinne et Weber

- Traumatisme récent :
  - Fracture rocher
  - Commotion labyrinthique
  - Fistule périlymphatique
- Médicaments ototoxiques
- OSM / OMA
- Otite cholestéatomateuse
- Labyrinthite infectieuse
- Neurinome de l'acoustique

La discrimination syndrome vestibulaire central / périphérique est en pratique clinique peu concordante, donc cette OD ne se base pas dessus.

OD 4 TUMÉFACTION PAROTIDIENNE

TUMÉFACTION PAROTIDIENNE

Hypertrophie globale

- Parotide chaude inflammatoire = parotidite
  - **Unilatérale**
    - Parotidite aigue bactérienne
  - **Bilatérale**
    - Parotidite ourlienne
  - **Poussées récidivantes**
    - Parotidite chronique de l'enfant
- Parotide froide bilatérale = parotidose
  - Syndrome de Gougerot-Sjogren
  - Sarcoïdose
  - Granulomatoses
  - Métaboliques, nutritionnelles (OH)
  - Iatrogènes
  - Essentielles (familiales)

Nodule tumoral

Signes de gravité :
- Durée, pierreuse
- Irrégulière
- Fixée, écoulement sanglant
- Douloureuse
- Paralysie faciale / adénopathies cervicales homolatérales fixées

Présent
Tumeurs malignes
- **Épithéliales**
  - ADK
  - Carcinome adénoïde kystique
- **Non épithéliales**
  - Métastases ganglionnaires
  - Lymphome

Absent
Tumeurs bénignes
- **Épithéliales**
  - Adénome pléiomorphe
  - Cystadénolymphome de Whartin
- **Non épithéliales**
  - Hémangiomes
  - Lymphangiomes
  - Neurinome, lipome

A

Orientations diagnostiques : OPHTALMOLOGIE

Orientations diagnostiques :

1 - Baisse de l'acuité visuelle
2 - Œil rouge et/ou douloureux
3 - Diplopie

OD 1 BAISSE DE L'ACUITÉ VISUELLE

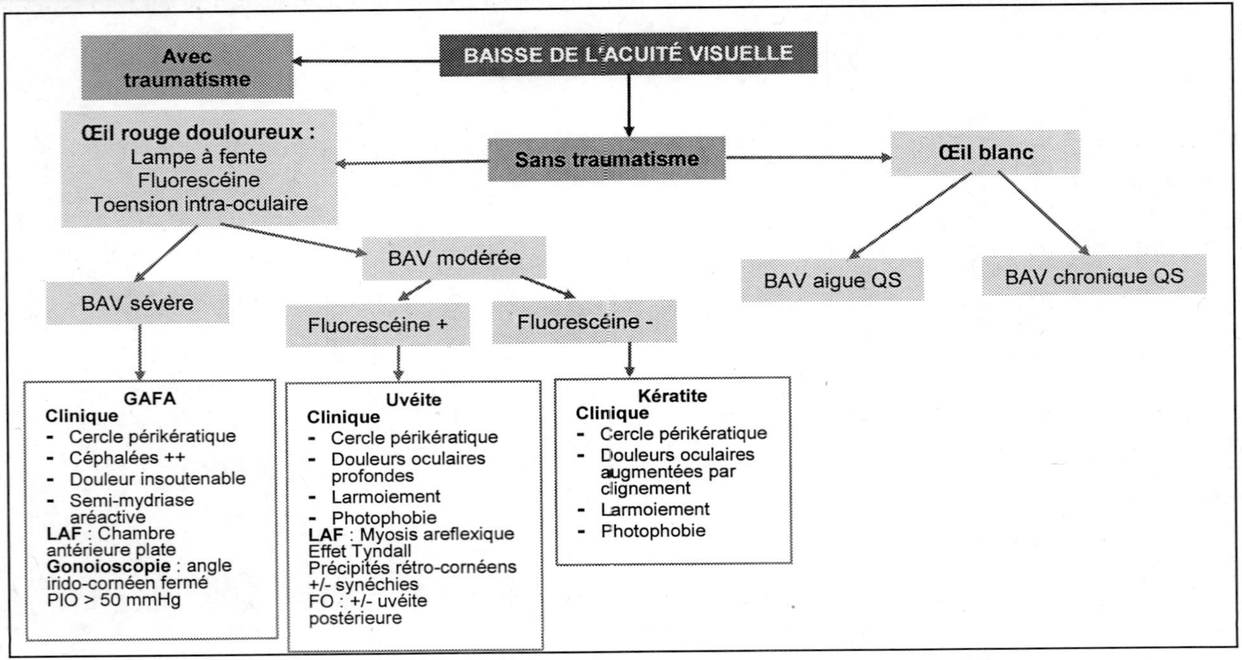

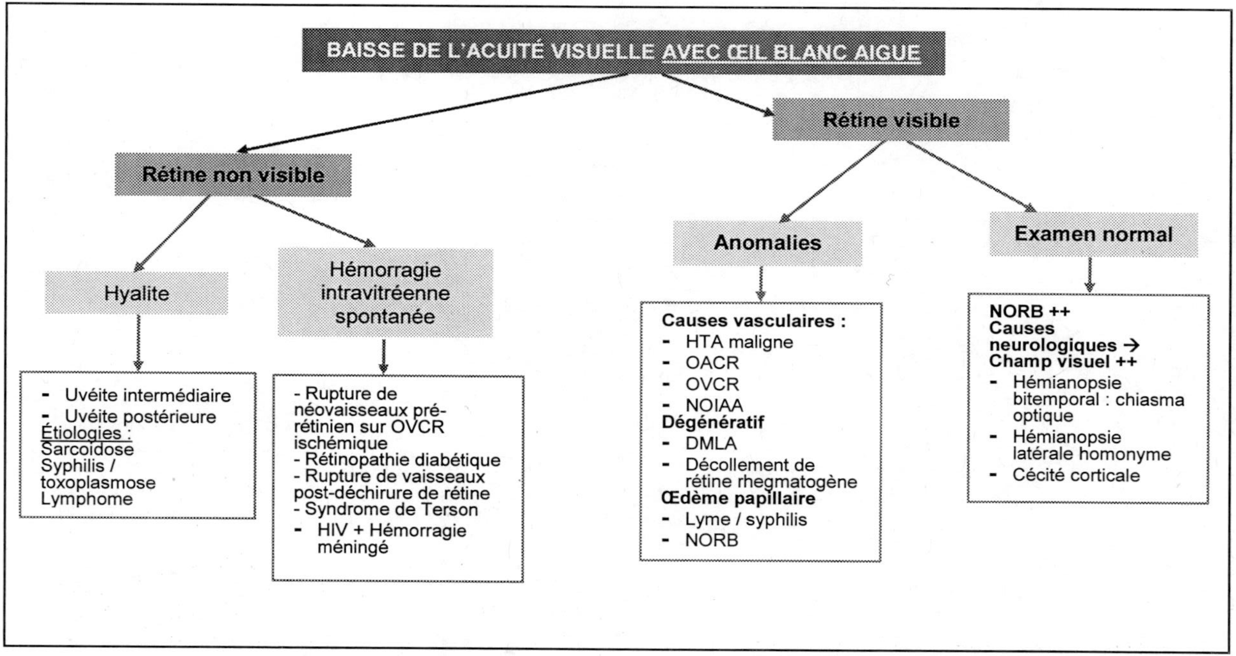
BAISSE DE L'ACUITÉ VISUELLE AVEC ŒIL BLANC AIGUE
Rétine non visible
Rétine visible
Hyalite
Hémorragie intravitréenne spontanée
Anomalies
Examen normal
- Uvéite intermédiaire
- Uvéite postérieure
Étiologies :
Sarcoidose
Syphilis / toxoplasmose
Lymphome
- Rupture de néovaisseaux pré-rétinien sur OVCR ischémique
- Rétinopathie diabétique
- Rupture de vaisseaux post-déchirure de rétine
- Syndrome de Terson
- HIV + Hémorragie méningé
Causes vasculaires :
- HTA maligne
- OACR
- OVCR
- NOIAA
Dégénératif
- DMLA
- Décollement de rétine rhegmatogène
Œdème papillaire
- Lyme / syphilis
- NORB
NORB ++
Causes neurologiques → Champ visuel ++
- Hémianopsie bitemporal : chiasma optique
- Hémianopsie latérale homonyme
- Cécité corticale

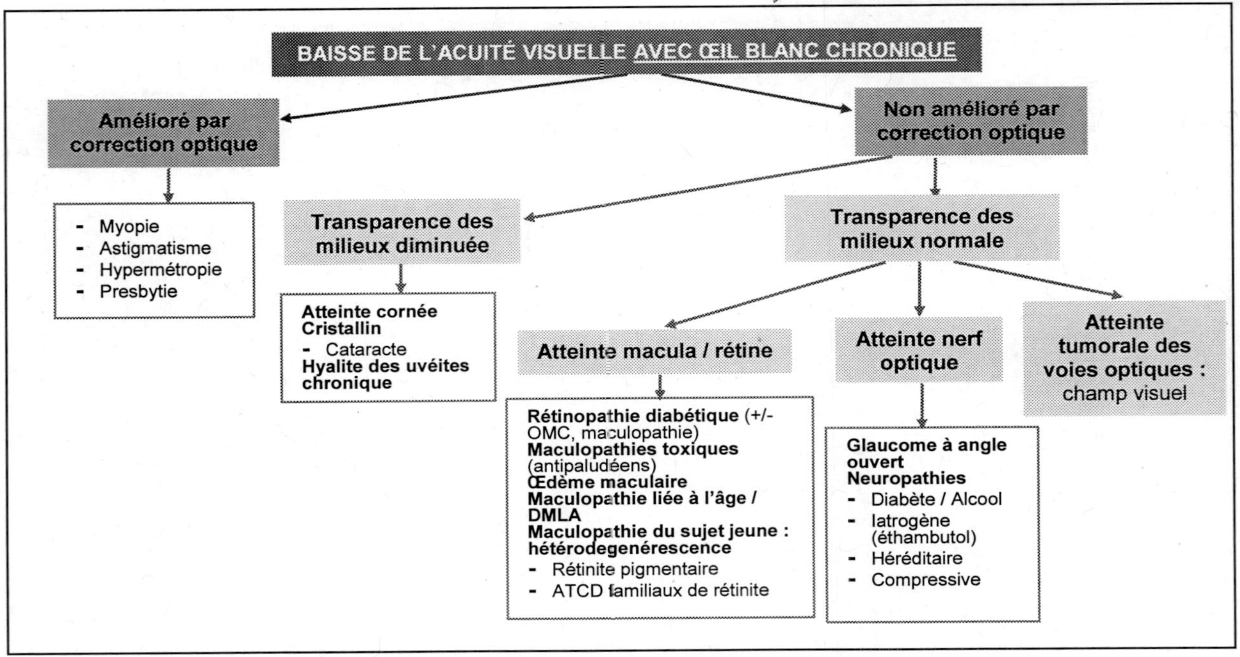
BAISSE DE L'ACUITÉ VISUELLE AVEC ŒIL BLANC CHRONIQUE
Amélioré par correction optique
- Myopie
- Astigmatisme
- Hypermétropie
- Presbytie
Non amélioré par correction optique
Transparence des milieux diminuée
Atteinte cornée
Cristallin
- Cataracte
Hyalite des uvéites chronique
Transparence des milieux normale
Atteinte macula / rétine
Rétinopathie diabétique (+/- OMC, maculopathie)
Maculopathies toxiques (antipaludéens)
Œdème maculaire
Maculopathie liée à l'âge / DMLA
Maculopathie du sujet jeune : hétérodegenérescence
- Rétinite pigmentaire
- ATCD familiaux de rétinite
Atteinte nerf optique
Glaucome à angle ouvert
Neuropathies
- Diabète / Alcool
- Iatrogène (éthambutol)
- Héréditaire
- Compressive
Atteinte tumorale des voies optiques : champ visuel

OD 2 ŒIL ROUGE ET / OU DOULOUREUX

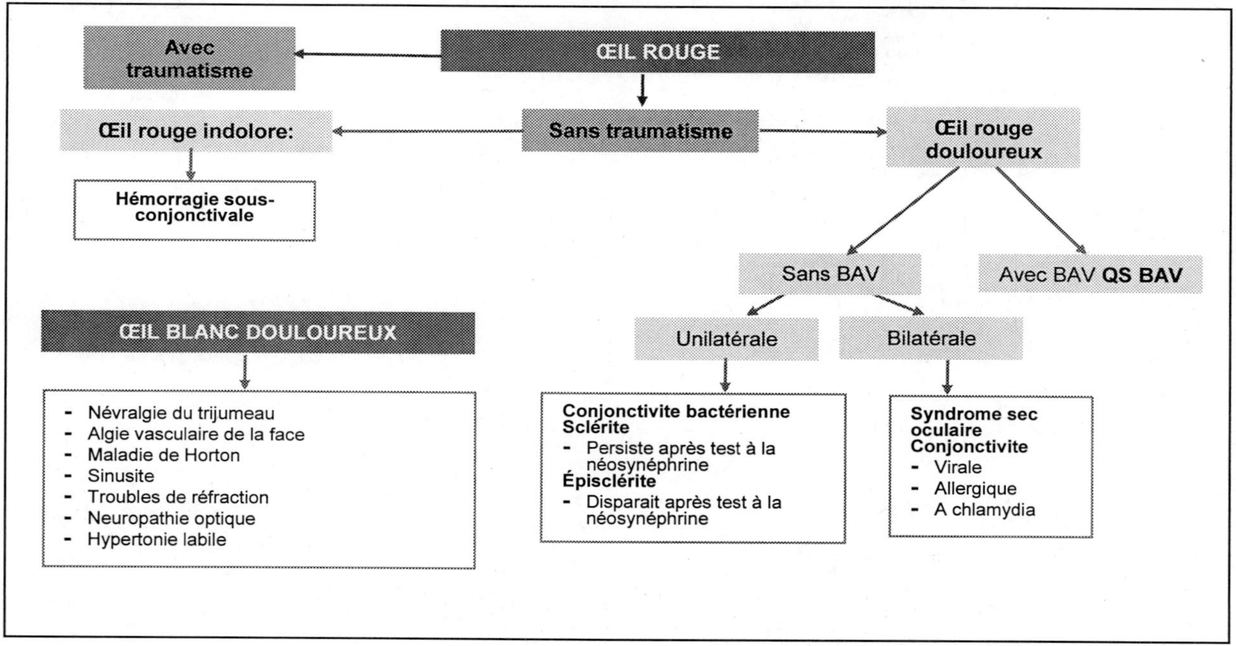

OD 3 DIPLOPIE

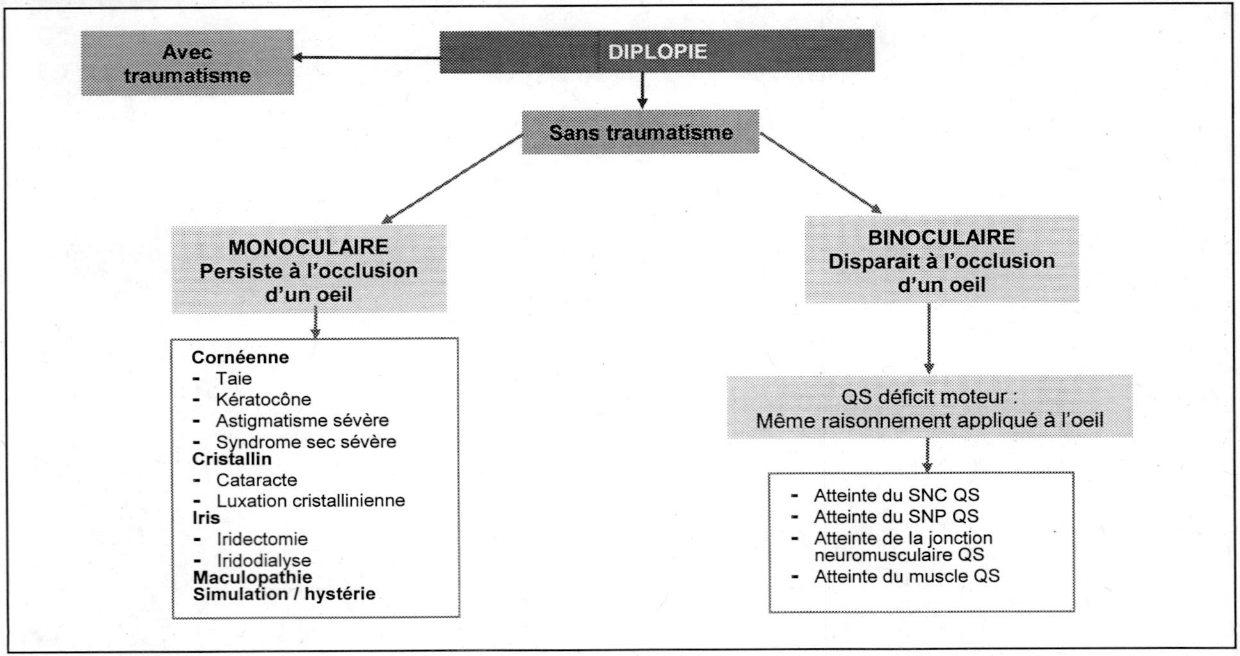

3 URGENCES

- Anévrisme de la carotide interne
  - Douleur + mydriase +/- souffle
- HTIC
  - Atteinte du VI
- Maladie de Horton
  - Claudication mâchoire / hyperesthésie du cuir chevelu / PPR / BAV

DIPLOPIE TRAUMATIQUE

- Fracture du plancher de l'orbite
- Hématome ou œdème orbitaire
- Trauma crânien
  - Hématome extra-dural
    - Atteinte III intrinsèque donc mydriase
  - Fistule carotido-veineuse
    - Exophtalmie pulsatile
    - Souffle orbitaire
    - Vasodilatation des veines conjonctivales en tête de méduse
- Hémorragie méningée
- Fracture du rocher
- Plaie sectionnant un nerf OM

DIPLOPIE DOULOUREUSE

- Maladie de Horton
- Anévrisme de la carotide interne
- HTIC
- Migraine ophtalmique
- Mono-neuropathie diabétique
- Ophtalmoplégie de Tolosa-Hunt
  - élimination
  - A bascule / cortico-sensible

VG Editions présente

TRAINING BOOK QCM

25 Dossiers QCM et 375 Questions isolées « tombables »

Stratégie et méthodologie pour réussir les QCM à l'ECN

Cardiologie / Dermatologie / Gériatrie / Hépato-gastro-entérologie / Imagerie médicale / Néphrologie / Neurologie / ORL, Stomatologie, Chirurgie maxillo-faciale / Orthopédie / Pédiatrie / Psychiatrie / Santé publique, Médecine du travail / Urgences médico-chirurgicales

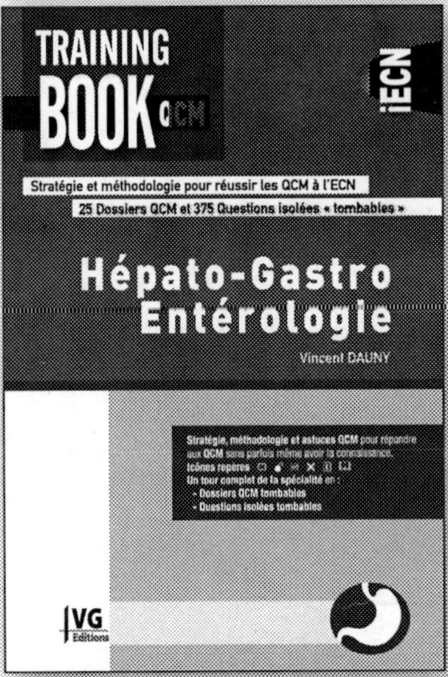

Avec l'arrivée du nouveau concours de l'ECN, un changement profond des modalités d'examen a été effectué. Les sujets tombés au premier concours de l'iECN ont été **une grande surprise,** tant dans les dossiers que dans les questions isolées.

Afin de permettre un entraînement optimal, la collection **« Training Book QCM »** a été créée afin de **couvrir les questions tombables de la spécialité,** mais surtout dans le but de **donner une STRATEGIE et une METHODOLOGIE pour répondre aux QCM sans parfois même avoir la connaissance.**

En effet, comme en PACES, la différence ne se fait pas forcément en termes de connaissances, mais en termes de stratégie de réponses. De nombreux étudiants ayant moins de connaissances réussissent mieux les QCM seulement parce qu'ils arrivent à éliminer certaines propositions avec différentes astuces et que celles-ci leur permettent d'accélérer leur temps de réponse.

C'est ainsi que la collection « Training Book QCM » a été créée pour vous apprendre à maîtriser ces astuces afin de faire la différence le jour J. Pour faciliter la mémorisation, celles-ci ont été présentées sous forme d'icones :

- **Déduction**
- **Formulation**
- **Argument de fréquence**
- **Eliminer les incorrectes**
- **1re idée**
- **Connaissances**

Ainsi, avec cette collection, vous pourrez faire le tour complet du programme en dossiers QCM et en questions isolées, et vous assimilerez les astuces pratiques QCM pour répondre aux QCM sans parfois même avoir la connaissance.

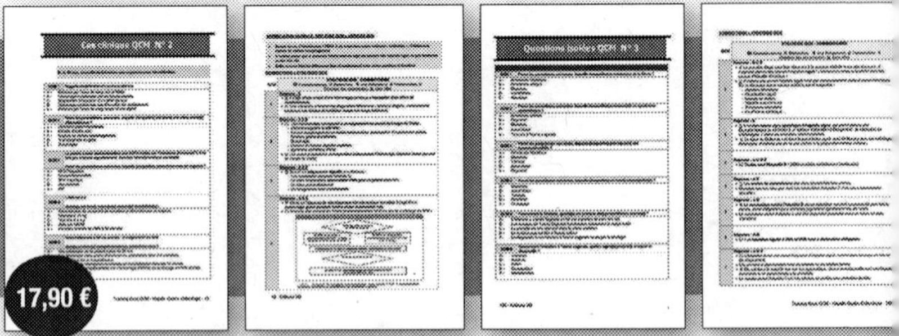

17,90 €

A

Orientations diagnostiques : ENDOCRINOLOGIE

Orientations diagnostiques :

1 - HTA
2 - Hypoglycémie
3 - Nodule thyroïdien
4 - Hyperprolactinémie

OD 1 HTA

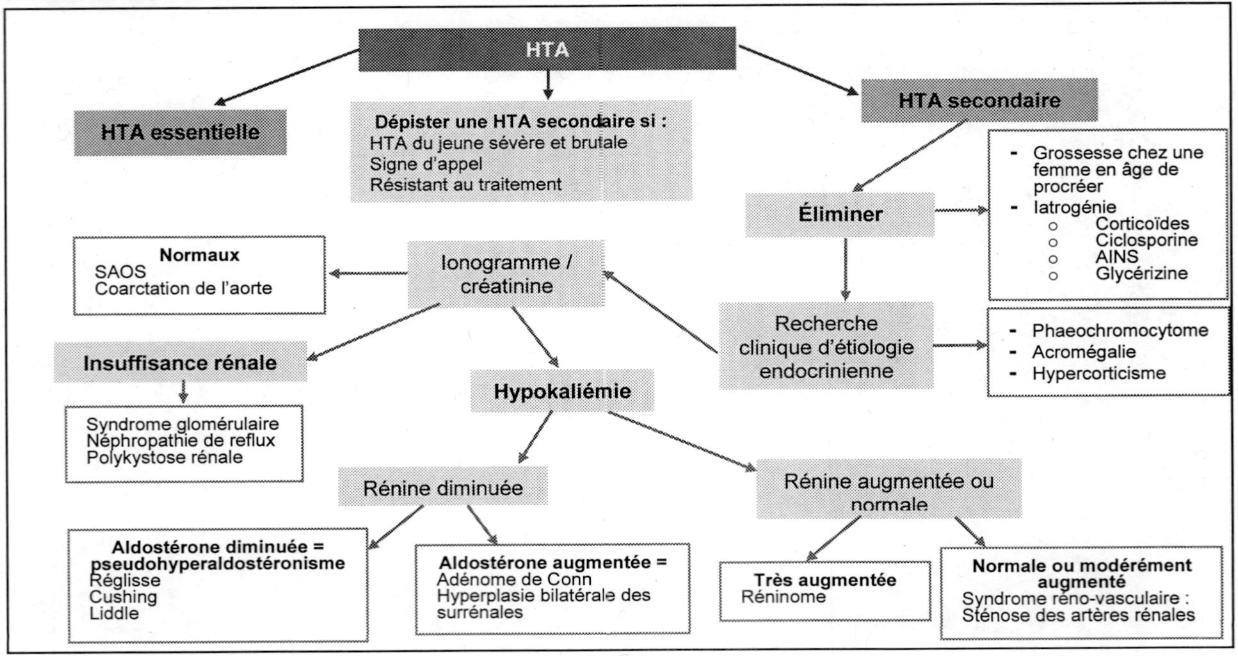
HTA
HTA essentielle
Dépister une HTA secondaire si :
HTA du jeune sévère et brutale
Signe d'appel
Résistant au traitement
HTA secondaire
Éliminer
- Grossesse chez une femme en âge de procréer
- Iatrogénie
Corticoïdes
Ciclosporine
AINS
Glycérizine
Recherche clinique d'étiologie endocrinienne
- Phaeochromocytome
- Acromégalie
- Hypercorticisme
Ionogramme / créatinine
Normaux
SAOS
Coarctation de l'aorte
Insuffisance rénale
Syndrome glomérulaire
Néphropathie de reflux
Polykystose rénale
Hypokaliémie
Rénine diminuée
Aldostérone diminuée = pseudohyperaldostéronisme
Réglisse
Cushing
Liddle
Aldostérone augmentée =
Adénome de Conn
Hyperplasie bilatérale des surrénales
Rénine augmentée ou normale
Très augmentée
Réninome
Normale ou modérément augmenté
Syndrome réno-vasculaire :
Sténose des artères rénales

HYPOGLYCÉMIE

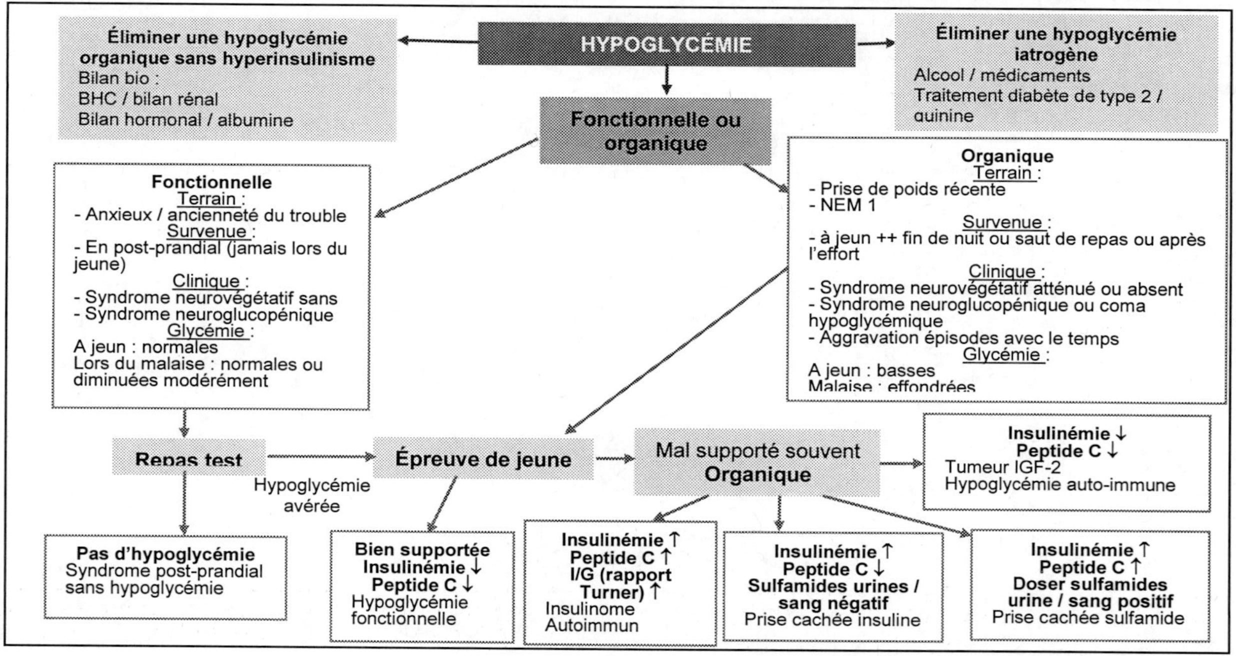

OD 3 NODULE THYROÏDIEN

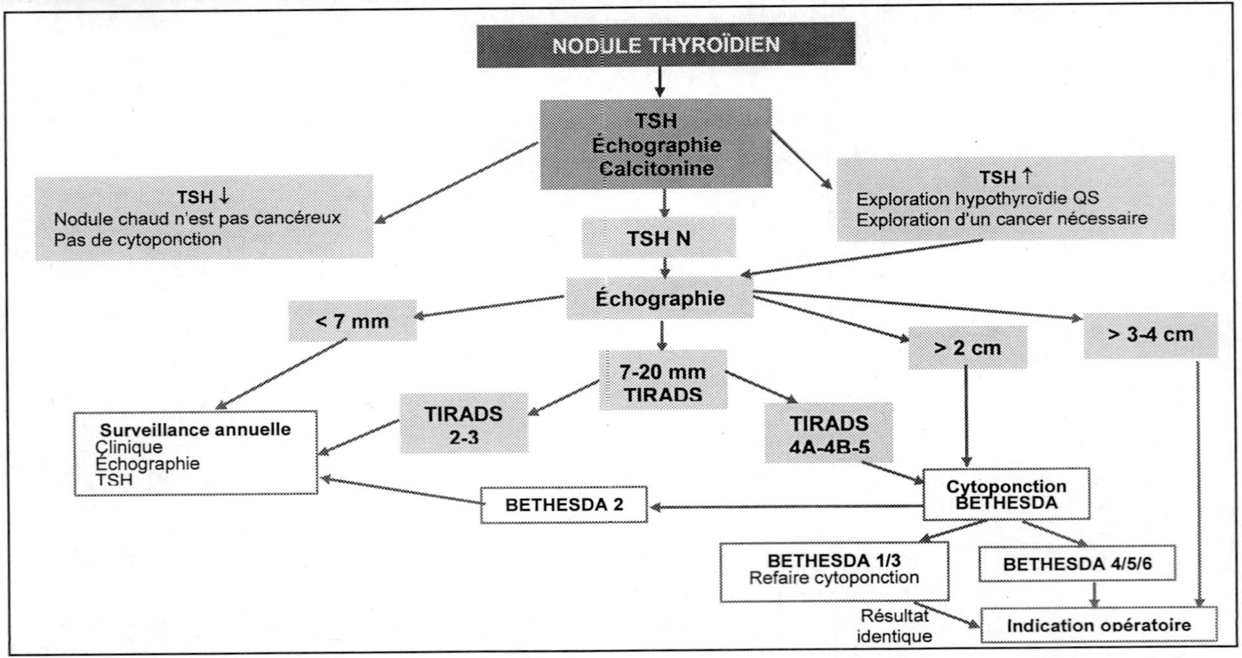

OD 4 HYPERPROLACTINÉMIE

HYPERPROLACTINÉMIE

↓

GAD M MARCO

↓

Grossesse
Allaitement
Déconnexion de la tige pituitaire
Médicaments
Myxoedème (hypothyroïdie)
Adénome à prolactine
Rein (IRC)
Cirrhose hépatique
Ovaires polykystiques

A

Orientations diagnostiques : RHUMATOLOGIE

Orientations diagnostiques :

1 - Arthralgie

OD 1 ARTHRALGIES

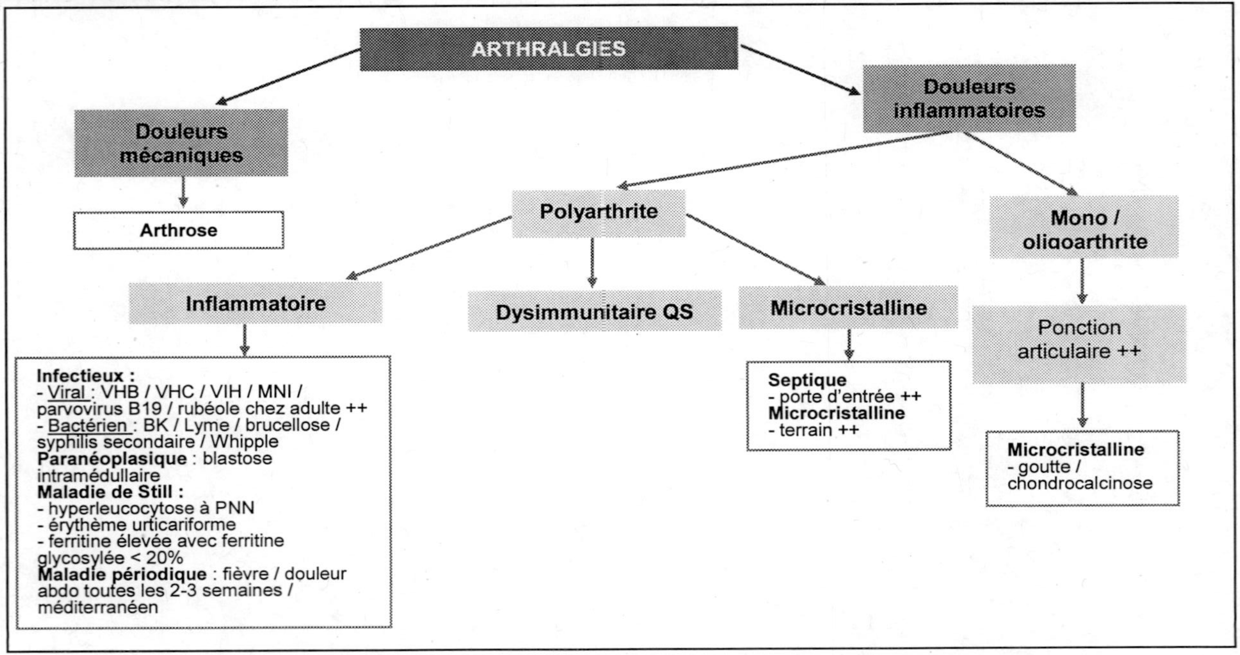

POLYARTHRITES DYSIMMUNITAIRES

- **Dépôts de complexe immuns**
  - **Vascularite**
    - **Vascularite leucocytoclasique:**
      - Triade: douleurs articulaires / purpura / atteinte glomérulaire
    - **Maladie sérique**:
      - fièvre / urticaire / lymphadénopathies / myalgies
- **Granulome**
  - **Sarcoïdose :**
    - Adénopathies médiastinales
    - Toux
    - Atteinte cutanée
    - etc.
- **Connectivites / maladies de système QS**
- **Réactionnelles QS**

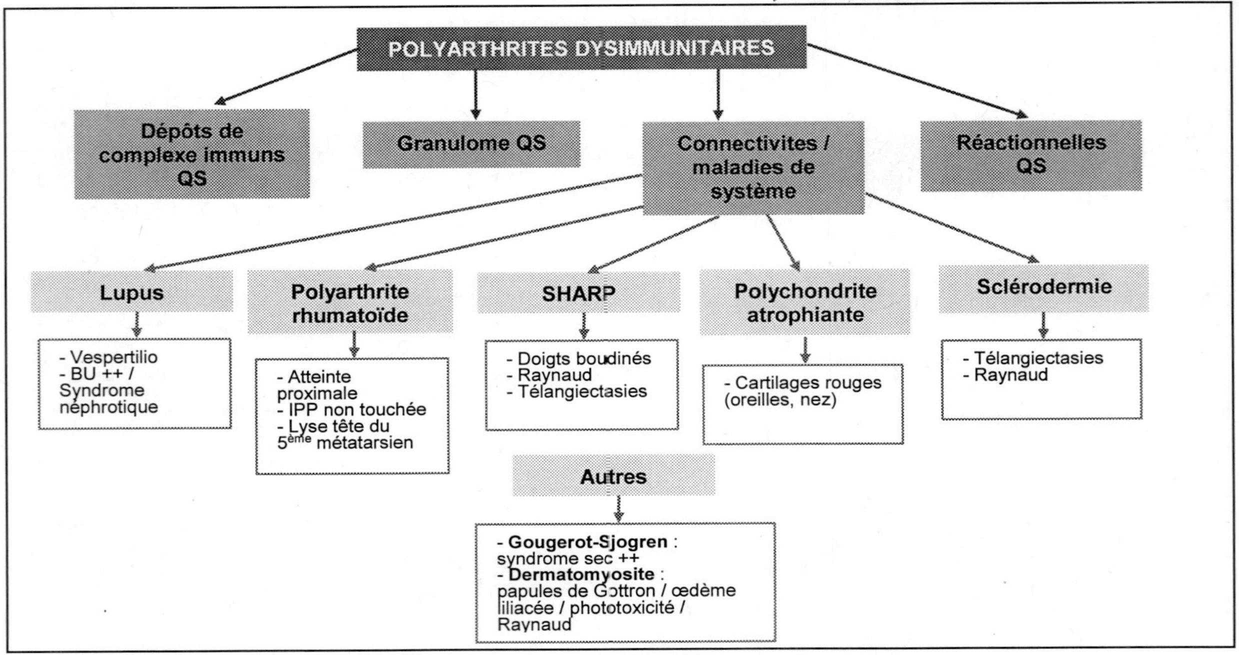
POLYARTHRITES DYSIMMUNITAIRES
Dépôts de complexe immuns QS
Granulome QS
Connectivites / maladies de système
Réactionnelles QS
Lupus
- Vespertilio
- BU ++ / Syndrome néphrotique
Polyarthrite rhumatoïde
- Atteinte proximale
- IPP non touchée
- Lyse tête du 5ème métatarsien
SHARP
- Doigts boudinés
- Raynaud
- Télangiectasies
Polychondrite atrophiante
- Cartilages rouges (oreilles, nez)
Sclérodermie
- Télangiectasies
- Raynaud
Autres
- Gougerot-Sjogren : syndrome sec ++
- Dermatomyosite : papules de Gottron / œdème liliacée / phototoxicité / Raynaud

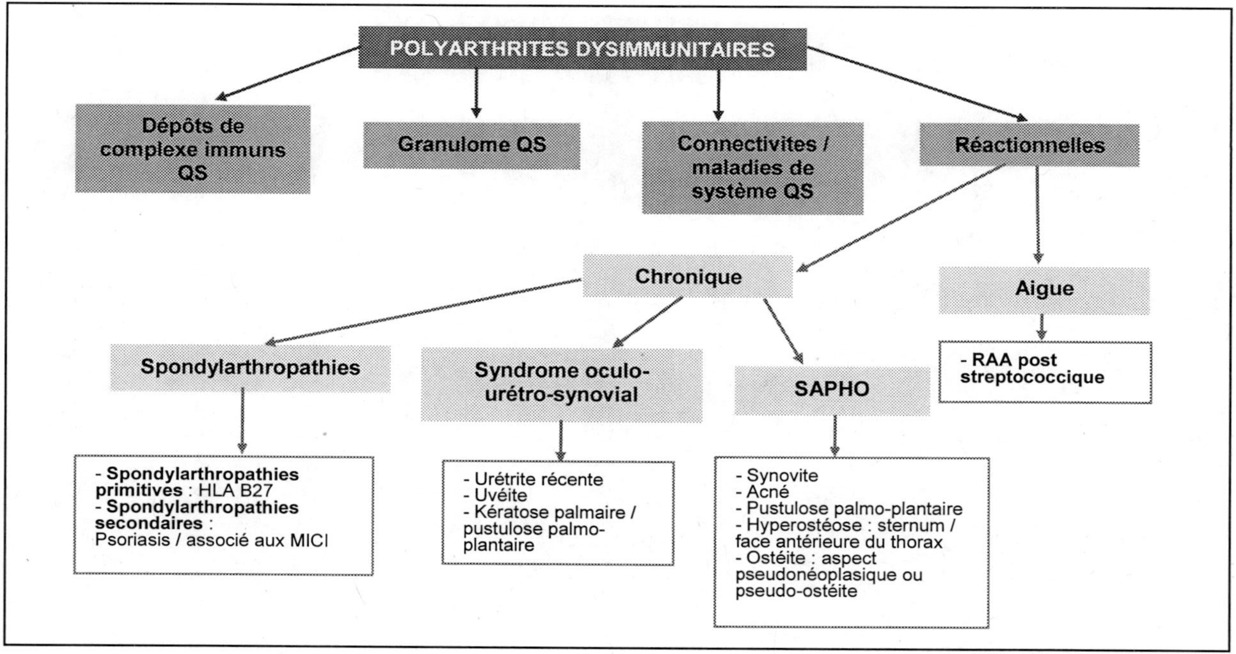
POLYARTHRITES DYSIMMUNITAIRES
Dépôts de complexe immuns QS
Granulome QS
Connectivites / maladies de système QS
Réactionnelles
Chronique
Aigue
Spondylarthropathies
Syndrome oculo-urétro-synovial
SAPHO
- RAA post streptococcique
- Spondylarthropathies primitives : HLA B27
- Spondylarthropathies secondaires :
Psoriasis / associé aux MICI
- Urétrite récente
- Uvéite
- Kératose palmaire / pustulose palmo-plantaire
- Synovite
- Acné
- Pustulose palmo-plantaire
- Hyperostéose : sternum / face antérieure du thorax
- Ostéite : aspect pseudonéoplasique ou pseudo-ostéite

A

Orientations diagnostiques : DERMATOLOGIE

Orientations diagnostiques :

1 - Érythème
2 - Prurit
3 - Purpura

OD 1 ÉRYTHÈME

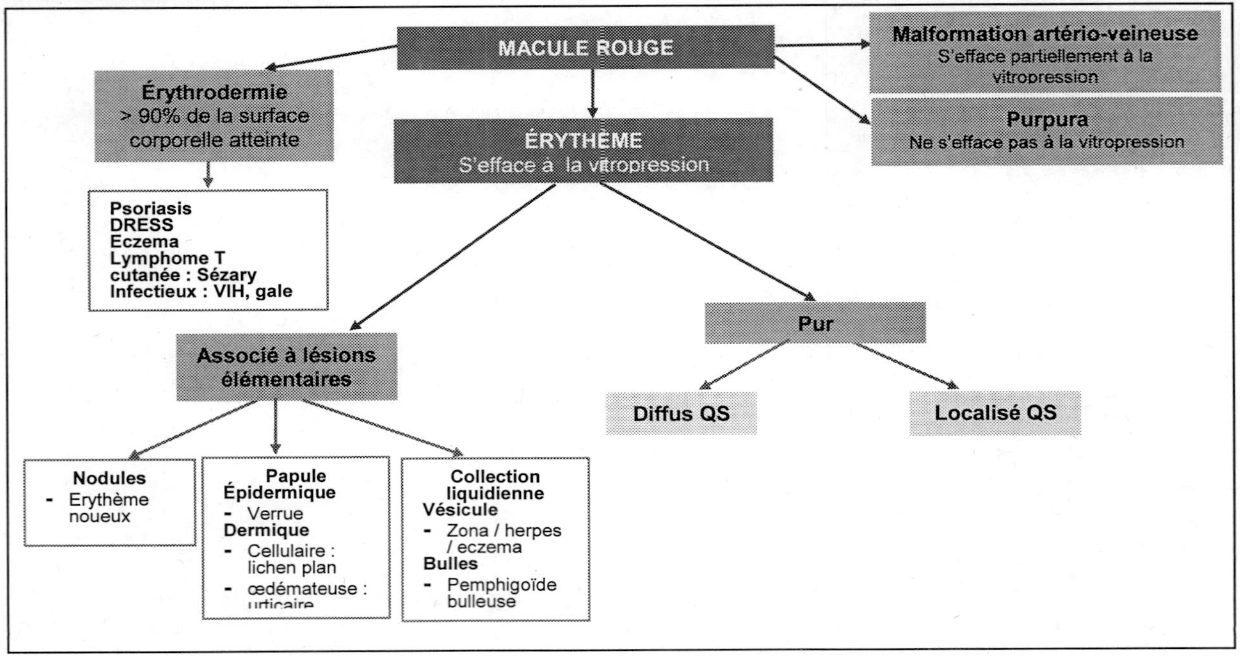

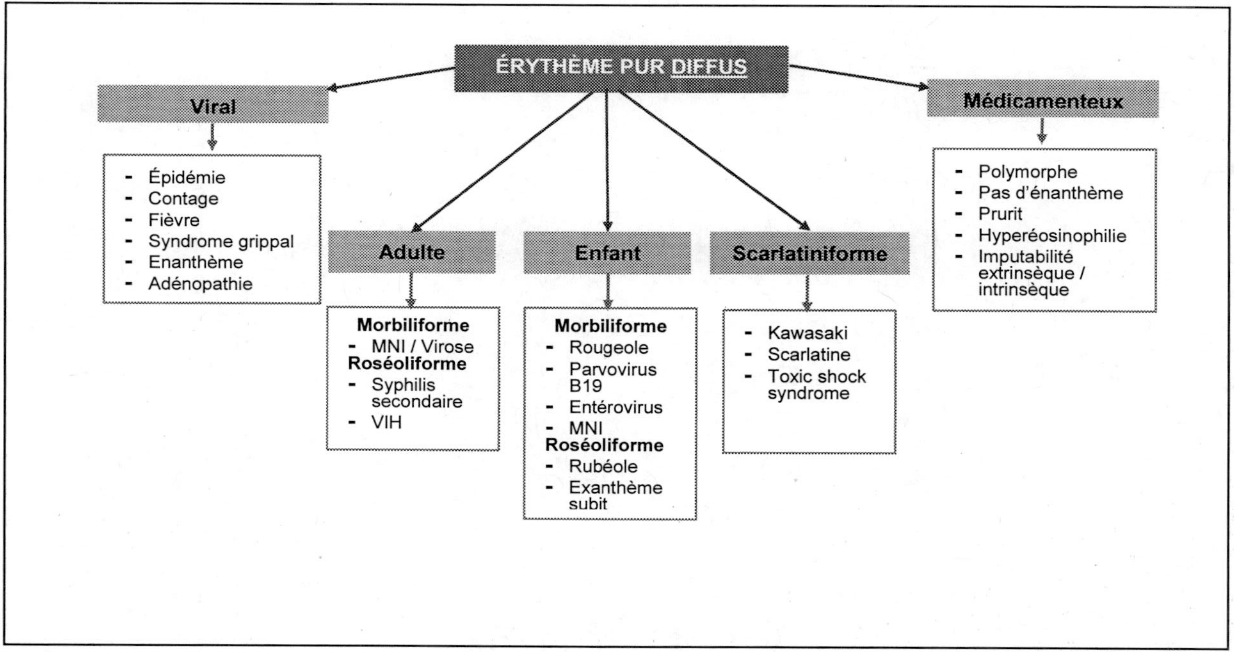
ÉRYTHÈME PUR DIFFUS
Viral
- Épidémie
- Contage
- Fièvre
- Syndrome grippal
- Enanthème
- Adénopathie
Adulte
Morbiliforme
- MNI / Virose
Roséoliforme
- Syphilis secondaire
- VIH
Enfant
Morbiliforme
- Rougeole
- Parvovirus B19
- Entérovirus
- MNI
Roséoliforme
- Rubéole
- Exanthème subit
Scarlatiniforme
- Kawasaki
- Scarlatine
- Toxic shock syndrome
Médicamenteux
- Polymorphe
- Pas d'énanthème
- Prurit
- Hyperéosinophilie
- Imputabilité extrinsèque / intrinsèque

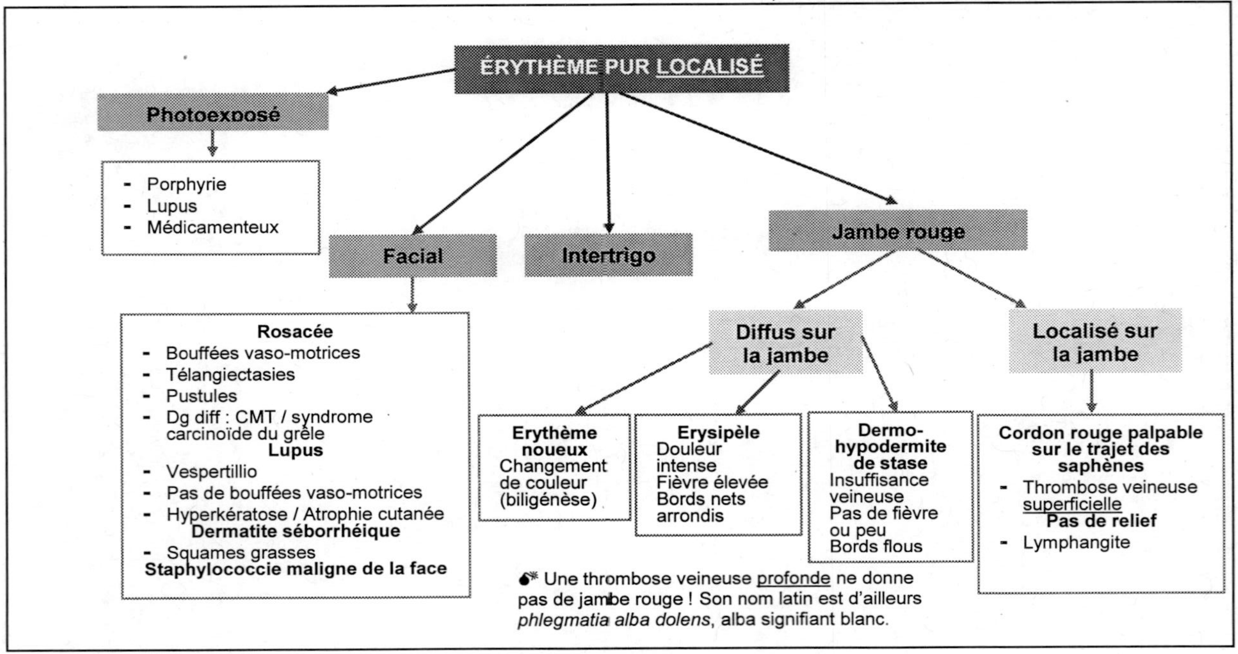

Une thrombose veineuse <u>profonde</u> ne donne pas de jambe rouge ! Son nom latin est d'ailleurs *phlegmatia alba dolens*, alba signifiant blanc.

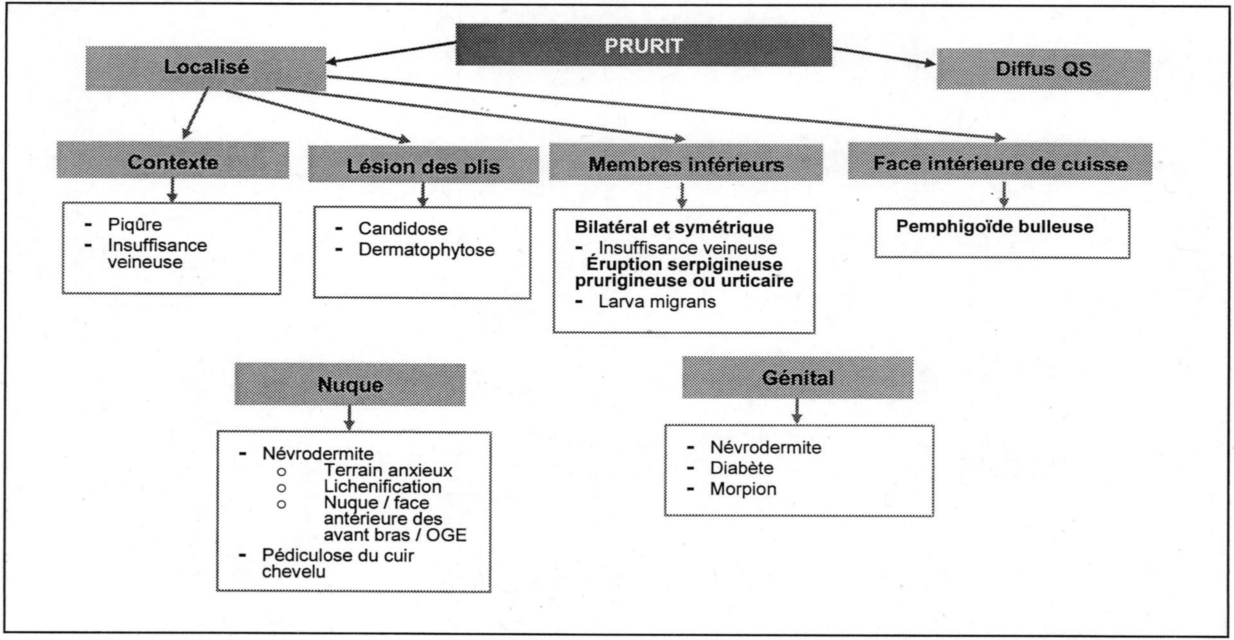
PRURIT
Localisé
Diffus QS
Contexte
- Piqûre
- Insuffisance veineuse
Lésion des plis
- Candidose
- Dermatophytose
Membres inférieurs
Bilatéral et symétrique
- Insuffisance veineuse
Éruption serpigineuse prurigineuse ou urticaire
- Larva migrans
Face intérieure de cuisse
Pemphigoïde bulleuse
Nuque
- Névrodermite
o Terrain anxieux
o Lichenification
o Nuque / face antérieure des avant bras / OGE
- Pédiculose du cuir chevelu
Génital
- Névrodermite
- Diabète
- Morpion

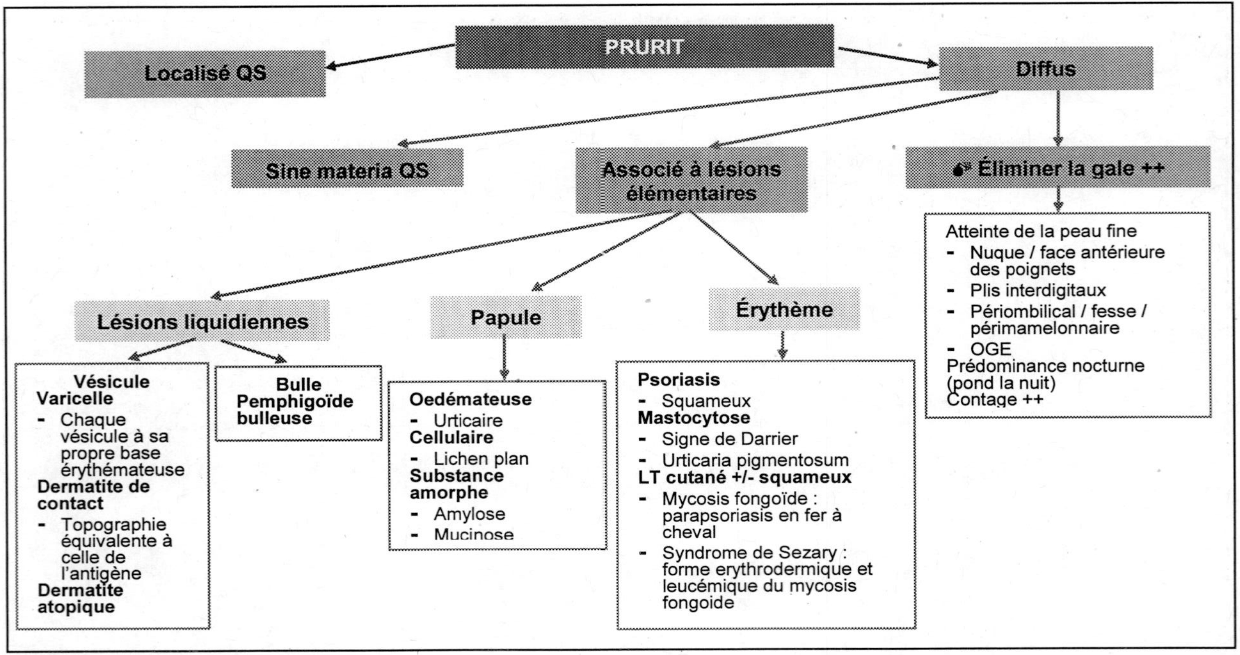
PRURIT
Localisé QS
Diffus
Sine materia QS
Associé à lésions élémentaires
Éliminer la gale ++
Atteinte de la peau fine
- Nuque / face antérieure des poignets
- Plis interdigitaux
- Périombilical / fesse / périmamelonnaire
- OGE
Prédominance nocturne (pond la nuit)
Contage ++
Lésions liquidiennes
Papule
Érythème
Vésicule
Varicelle
- Chaque vésicule à sa propre base érythémateuse
Dermatite de contact
- Topographie équivalente à celle de l'antigène
Dermatite atopique
Bulle
Pemphigoïde bulleuse
Oedémateuse
- Urticaire
Cellulaire
- Lichen plan
Substance amorphe
- Amylose
- Mucinose
Psoriasis
- Squameux
Mastocytose
- Signe de Darrier
- Urticaria pigmentosum
LT cutané +/- squameux
- Mycosis fongoïde : parapsoriasis en fer à cheval
- Syndrome de Sezary : forme erythrodermique et leucémique du mycosis fongoide

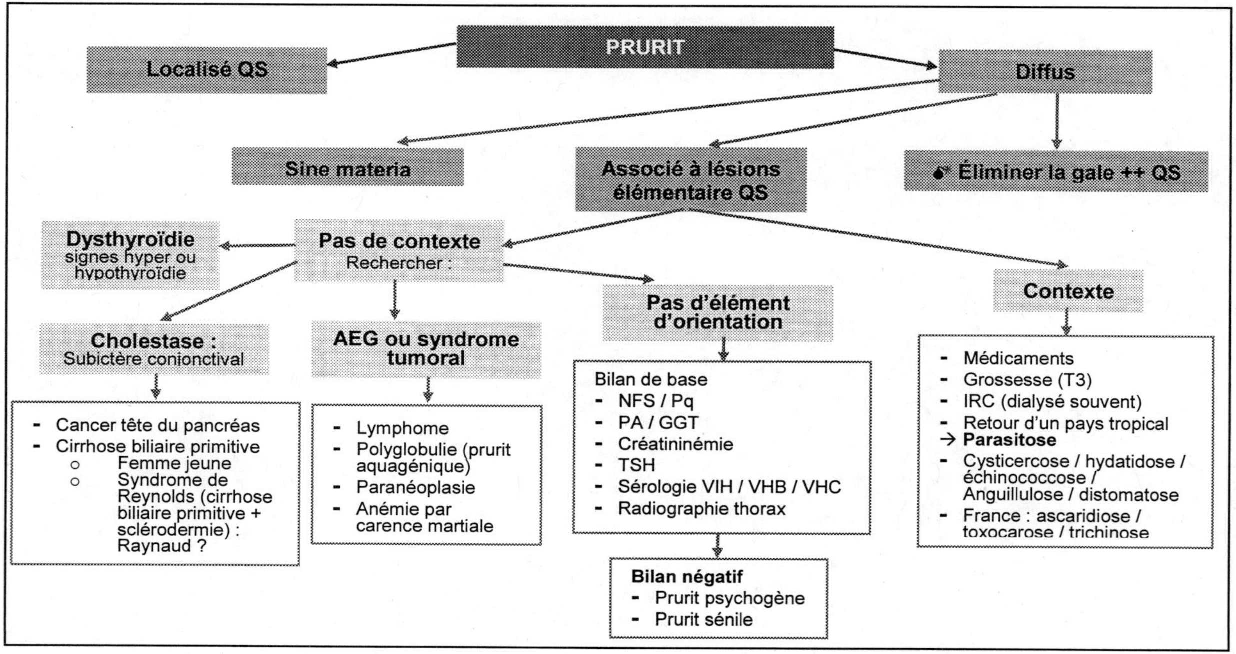
PRURIT
Localisé QS
Diffus
Sine materia
Associé à lésions élémentaire QS
Éliminer la gale ++ QS
Dysthyroïdie
signes hyper ou hypothyroïdie
Pas de contexte
Rechercher :
Contexte
Cholestase :
Subictère conjonctival
AEG ou syndrome tumoral
Pas d'élément d'orientation
- Cancer tête du pancréas
- Cirrhose biliaire primitive
○ Femme jeune
○ Syndrome de Reynolds (cirrhose biliaire primitive + sclérodermie) : Raynaud ?
- Lymphome
- Polyglobulie (prurit aquagénique)
- Paranéoplasie
- Anémie par carence martiale
Bilan de base
- NFS / Pq
- PA / GGT
- Créatininémie
- TSH
- Sérologie VIH / VHB / VHC
- Radiographie thorax
Bilan négatif
- Prurit psychogène
- Prurit sénile
- Médicaments
- Grossesse (T3)
- IRC (dialysé souvent)
- Retour d'un pays tropical
→ Parasitose
- Cysticercose / hydatidose / échinococcose / Anguillulose / distomatose
- France : ascaridiose / toxocarose / trichinose

OD 3 PURPURA

PURPURA

Plaquettaire
- Monomorphe
- Non infiltré
- Diffus / non nécrotique
- Atteinte des muqueuses
- Pas de signe extra-cutané
- Syndrome hémorragique

→
- **Thrombopénie**
- **Thrombopathies**

Vasculaire
- Polymorphe : maculo-papules / vésico-bulles
- Infiltré : palpable
- Localisation déclive +/- nécrotique
- Pas d'atteinte des muqueuses
- Signes extra-cutanés
- Pas de syndrome hémorragique

→

Vascularites

Moyen calibre
- PAN
- Kawasaki

Petits calibre
- Associées aux ANCA
- Complexes immuns : PR / cryoglobulinémie / connectivites

Fragilité capillaire

Constitutionnelle
- Maladie de Rendu-Osler
- Purpura sénile de Bateman
- Maladies héréditaires du tissu conjonctif : Marfan / Elhers Danlos

Acquise
- Hypercorticisme
- Carence vit C : scorbut
- Diabète
- IRC / cirrhose
- Amylose / dermite ocre

Chez enfant : cause mécanique (vomissements)

Anomalies du contenant des vaisseaux

Bactérienne
- Purpura fulminans : méningo ou pneumocoque
- Sepsis compliqué de CIVD

Thrombose du vaisseau
- CIVD
- Emboles de cristaux de cholestérol
- Embolies graisseuses
- Cardiopathies emboligènes

Formes graves d'infections virales
- VIH / CMV / hépatite

Paludisme

SAM

A

Orientations diagnostiques : HÉMATOLOGIE

Orientations diagnostiques :

1 - Anémie
2 - Thrombopénie
3 - Syndrome hémorragique

OD 1 ANÉMIE

ANÉMIE

- **Microcytaire (<82)**
  - **Ferritine augmentée** → **CRP**
    - **CRP augmentée**
      - Anémie inflammatoire
  - **Ferritine normale** → **CRP**
    - **CRP augmentée**
      - Mixte (carence martiale et inflammatoire
    - **CRP diminuée**
      - Thalassémie (électrophorèse Hb)
    - **CRP normale**
      - Plombémie
  - **Ferritine diminuée**
    - **Perte hémorragique chronique**
      - ORL : Rendu-Osler
      - Œsophage : varices œsophagiennes / œsophagite / cancer œsophage
      - Gastrique / duodénum ; ulcère
      - Jejunum / iléum : Crohn
      - Colique : cancer
      - Rectum : RCH / hémorroïdes / cancer
      - Gynéco : pertes menstruelles
    - **Diminution des apports**
      - Maladie cœliaque / Crohn
      - Alimentation (thé chélateur)
    - **Augmentation des besoins**
      - Suite à une hémorragie
      - Femme enceinte
      - etc
- **Normocytaire (82-100) QS**
- **Macrocytaire (> 100) QS**

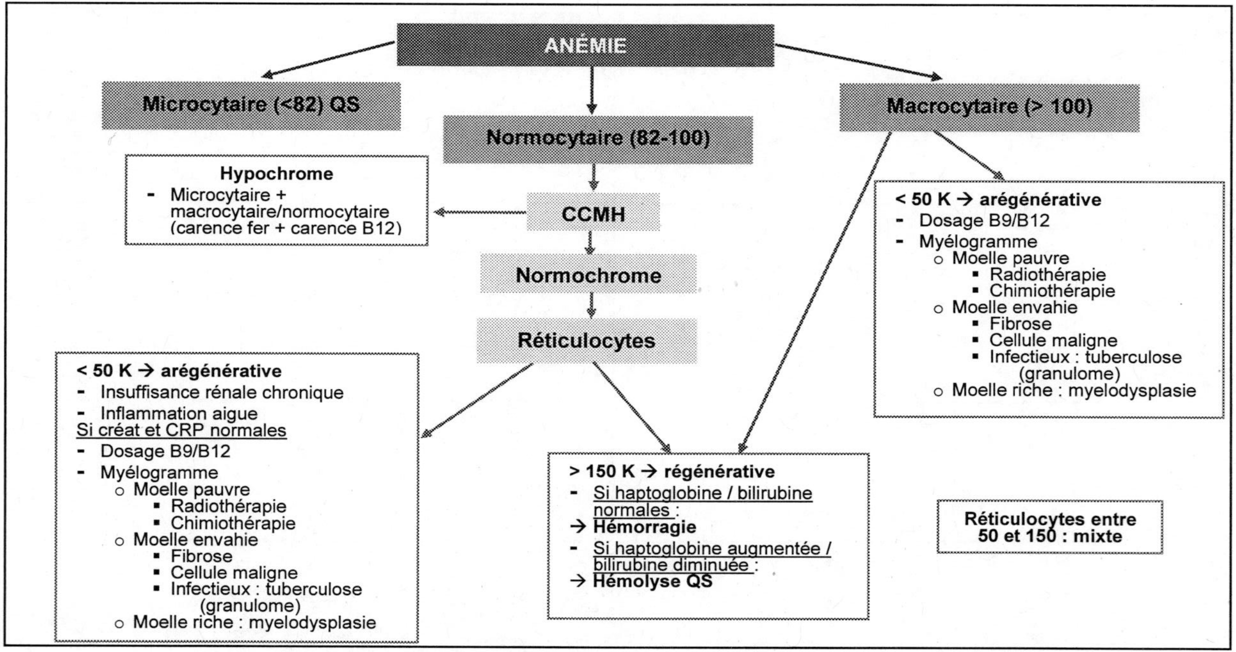
ANÉMIE
Microcytaire (<82) QS
Normocytaire (82-100)
Macrocytaire (> 100)
Hypochrome
- Microcytaire + macrocytaire/normocytaire (carence fer + carence B12)
CCMH
Normochrome
Réticulocytes
< 50 K → arégénérative
- Insuffisance rénale chronique
- Inflammation aigue
Si créat et CRP normales
- Dosage B9/B12
- Myélogramme
o Moelle pauvre
▪ Radiothérapie
▪ Chimiothérapie
o Moelle envahie
▪ Fibrose
▪ Cellule maligne
▪ Infectieux : tuberculose (granulome)
o Moelle riche : myelodysplasie
> 150 K → régénérative
- Si haptoglobine / bilirubine normales :
→ Hémorragie
- Si haptoglobine augmentée / bilirubine diminuée :
→ Hémolyse QS
< 50 K → arégénérative
- Dosage B9/B12
- Myélogramme
o Moelle pauvre
▪ Radiothérapie
▪ Chimiothérapie
o Moelle envahie
▪ Fibrose
▪ Cellule maligne
▪ Infectieux : tuberculose (granulome)
o Moelle riche : myelodysplasie
Réticulocytes entre 50 et 150 : mixte

HÉMOLYSE	
Causes corpusculaires	**Causes extracorpusculaires**
Anomalies de l'hémoglobine	Immunologiques
Thalassémie Drépanocytose	Allergie médicamenteuse Auto-immunisation (AHAI) Allo-immunisation
Anomalies de la membrane	Mécaniques
Constitutionnelle : • sphérocytose héréditaire / acanthocytose / elliptocytose Acquise : • Hémoglobinurie paroxystique nocturne (maladie de Marchiafava-Micheli)	Prothèses valvulaires MAT • SHU / PTT • Cancer solide
Anomalies enzymatique	Toxiques
Déficit en pyruvate kinase Déficit en G6PD (glucose 6 phosphate déshydrogénase)	Médicaments / Saturnisme
	Infectieuses
	Bactériennes à B. Perfringens Parasitaires : Paludisme ++

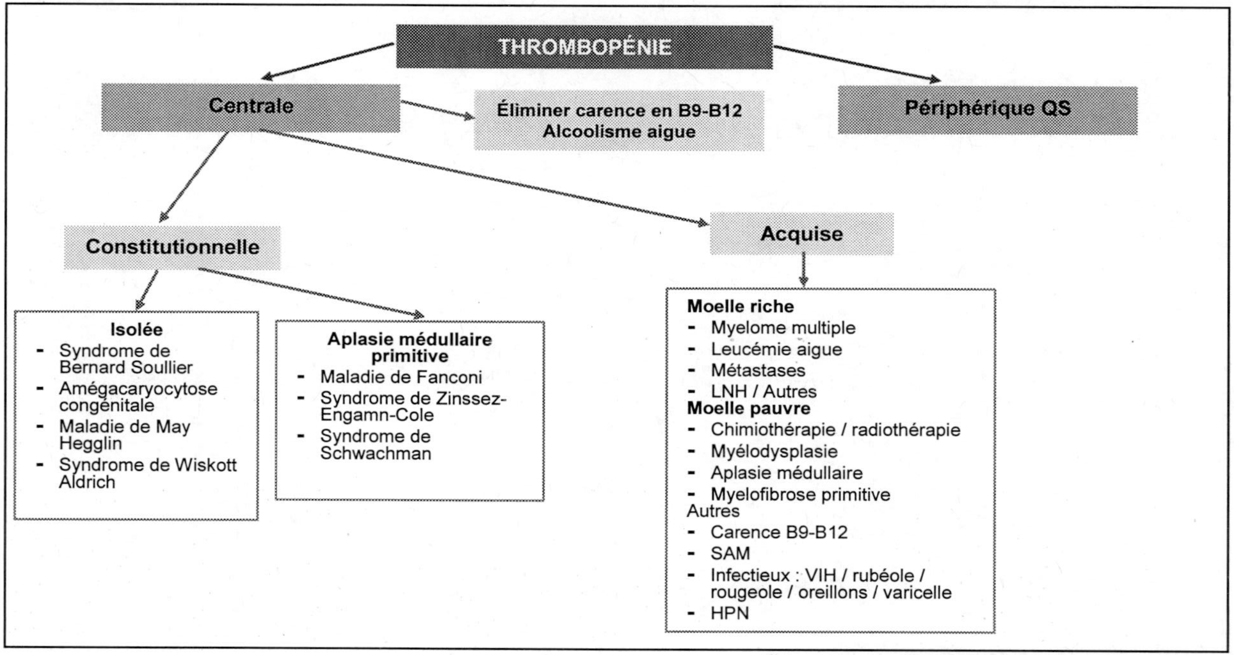
THROMBOPÉNIE
Centrale
Éliminer carence en B9-B12
Alcoolisme aigue
Périphérique QS
Constitutionnelle
Acquise
Isolée
- Syndrome de Bernard Soullier
- Amégacaryocytose congénitale
- Maladie de May Hegglin
- Syndrome de Wiskott Aldrich
Aplasie médullaire primitive
- Maladie de Fanconi
- Syndrome de Zinssez-Engamn-Cole
- Syndrome de Schwachman
Moelle riche
- Myelome multiple
- Leucémie aigue
- Métastases
- LNH / Autres
Moelle pauvre
- Chimiothérapie / radiothérapie
- Myélodysplasie
- Aplasie médullaire
- Myelofibrose primitive
Autres
- Carence B9-B12
- SAM
- Infectieux : VIH / rubéole / rougeole / oreillons / varicelle
- HPN

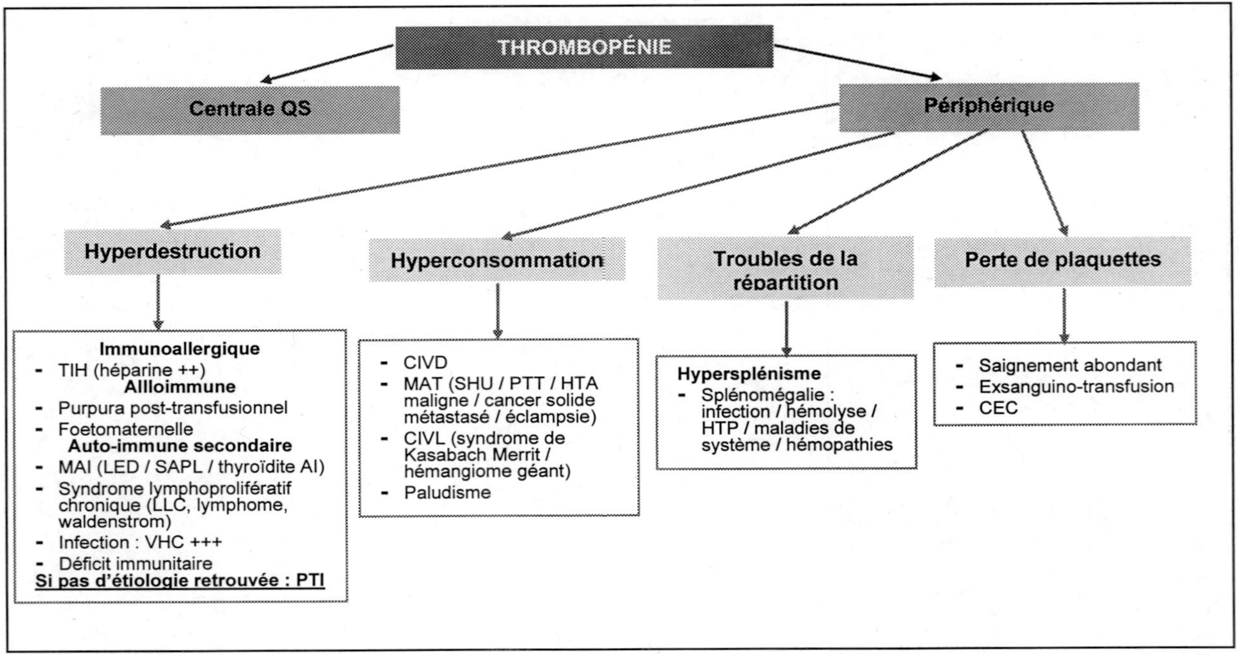
THROMBOPÉNIE
Centrale QS
Périphérique
Hyperdestruction
Hyperconsommation
Troubles de la répartition
Perte de plaquettes
Immunoallergique
- TIH (héparine ++)
Allloimmune
- Purpura post-transfusionnel
- Foetomaternelle
Auto-immune secondaire
- MAI (LED / SAPL / thyroïdite AI)
- Syndrome lymphoprolifératif chronique (LLC, lymphome, waldenstrom)
- Infection : VHC +++
- Déficit immunitaire
Si pas d'étiologie retrouvée : PTI
- CIVD
- MAT (SHU / PTT / HTA maligne / cancer solide métastasé / éclampsie)
- CIVL (syndrome de Kasabach Merrit / hémangiome géant)
- Paludisme
Hypersplénisme
- Splénomégalie : infection / hémolyse / HTP / maladies de système / hémopathies
- Saignement abondant
- Exsanguino-transfusion
- CEC

SYNDROME HÉMORRAGIQUE

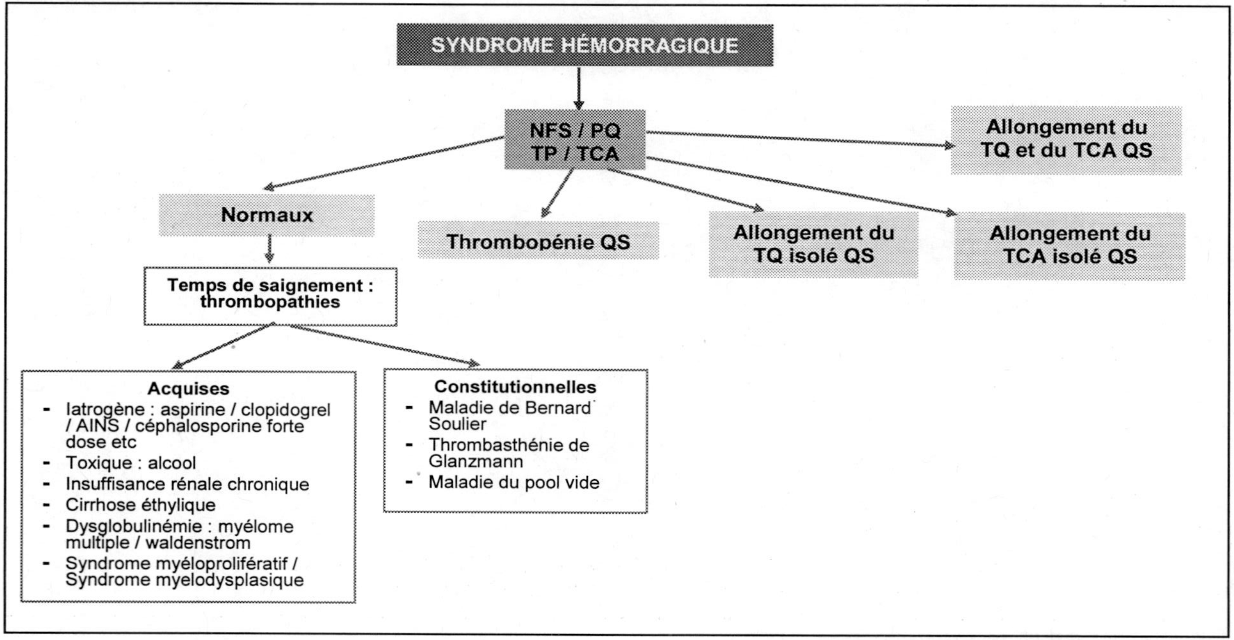

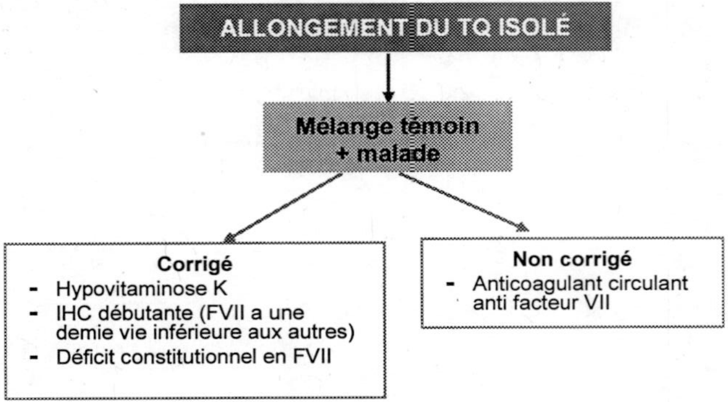
ALLONGEMENT DU TQ ISOLÉ
Mélange témoin + malade
Corrigé
- Hypovitaminose K
- IHC débutante (FVII a une demie vie inférieure aux autres)
- Déficit constitutionnel en FVII
Non corrigé
- Anticoagulant circulant anti facteur VII

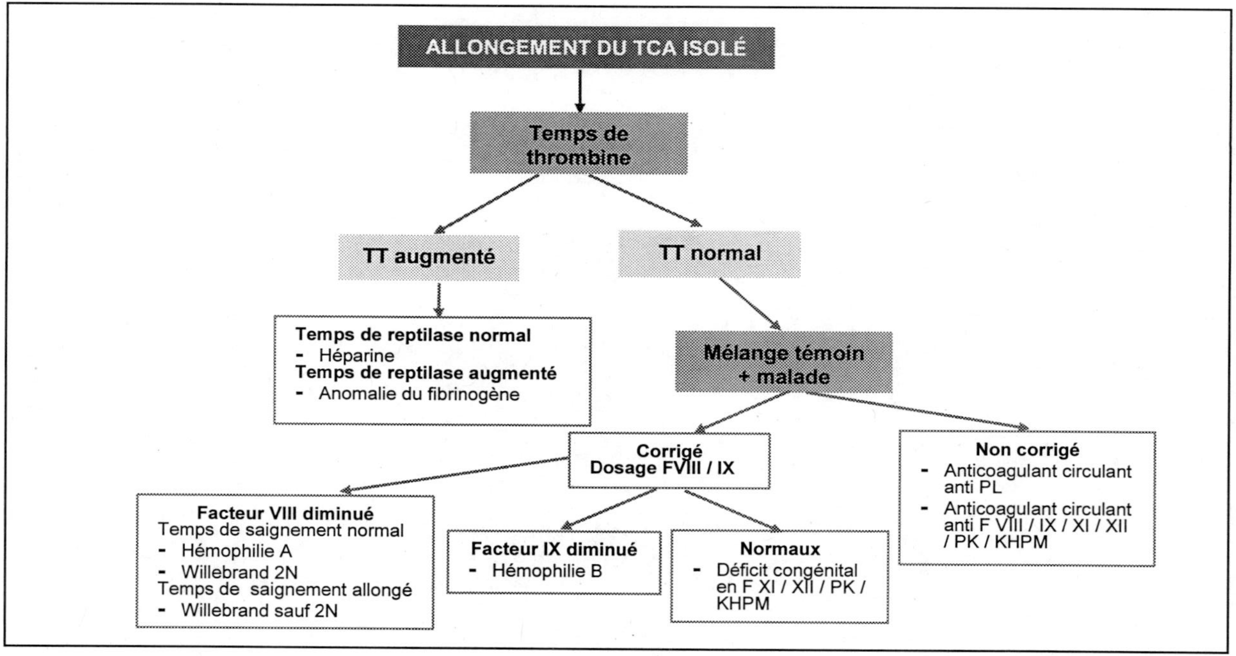
ALLONGEMENT DU TCA ISOLÉ
Temps de thrombine
TT augmenté
TT normal
Temps de reptilase normal
- Héparine
Temps de reptilase augmenté
- Anomalie du fibrinogène
Mélange témoin + malade
Corrigé
Dosage FVIII / IX
Non corrigé
- Anticoagulant circulant anti PL
- Anticoagulant circulant anti F VIII / IX / XI / XII / PK / KHPM
Facteur VIII diminué
Temps de saignement normal
- Hémophilie A
- Willebrand 2N
Temps de saignement allongé
- Willebrand sauf 2N
Facteur IX diminué
- Hémophilie B
Normaux
- Déficit congénital en F XI / XII / PK / KHPM

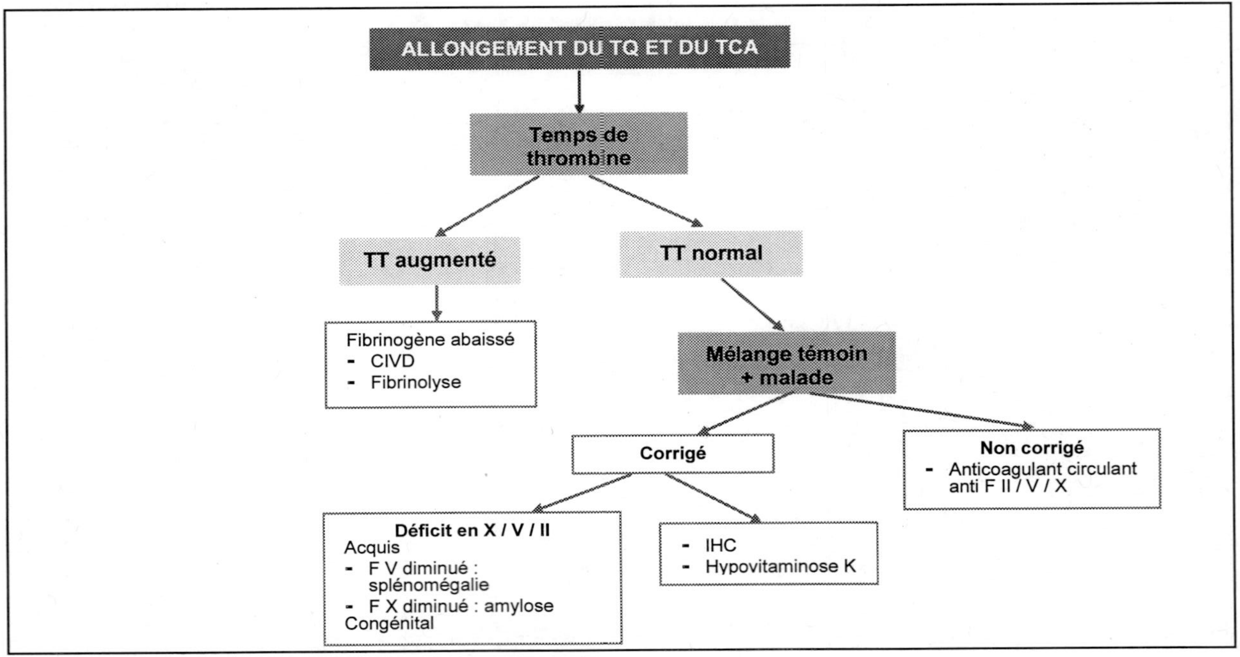
ALLONGEMENT DU TQ ET DU TCA
Temps de thrombine
TT augmenté
TT normal
Fibrinogène abaissé
- CIVD
- Fibrinolyse
Mélange témoin + malade
Corrigé
Non corrigé
- Anticoagulant circulant anti F II / V / X
Déficit en X / V / II
Acquis
- F V diminué : splénomégalie
- F X diminué : amylose
Congénital
- IHC
- Hypovitaminose K

A

Orientations diagnostiques : MÉDECINE INTERNE

Orientations diagnostiques :

1 - Acrosyndrome
2 - Phénomène de Raynaud
3 - Amaigrissement
4 - Fièvre
5 - Hépatomégalie
6 - Splénomégalie
7 - Ischémie artérielle
8 - Asthénie
9 - Oedèmes

OD 1 ACROSYNDROME

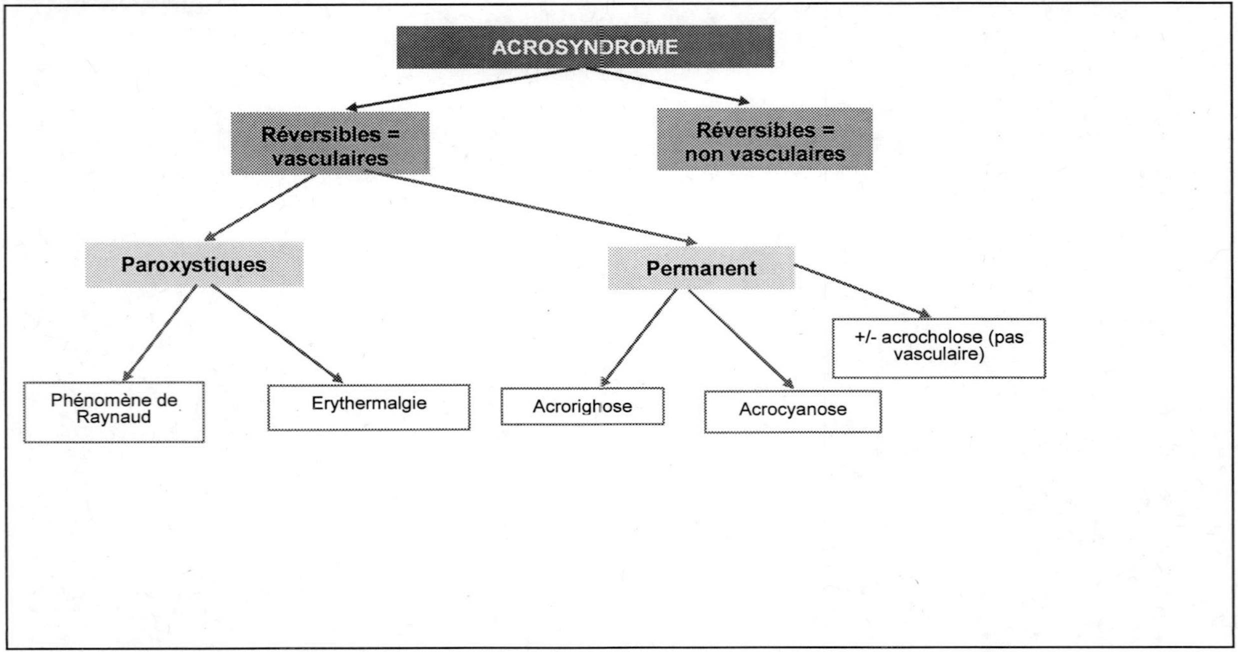

OD 2 SYNDROME DE RAYNAUD

SYNDROME DE RAYNAUD

Maladie de Raynaud

Critères d'Allen et Brown
- Contexte familial
- Début précoce
- Atteinte doigts 2 -3-4 +/- 1 et 5
- Bilatéral
- Déclenché par le froid
- Recul d'au moins 2 ans

Raynaud secondaire

Interrogatoire

Facteur aggravants / sensibilisants
- Tabac
- Médicaments : BB / ergot de seigle
- Toxiques : drogues / cannabis

Profession
- Couvreur (syndrome du marteau hypothénar)
- Vibrations

1/ Sclérodermie

- Seul signe précoce : télengiectasie péri-unguéale / face interne des lèvres
- RGO / sclérodactylie (impossible de pincer la peau de P1 postérieure)

2/ Locorégional

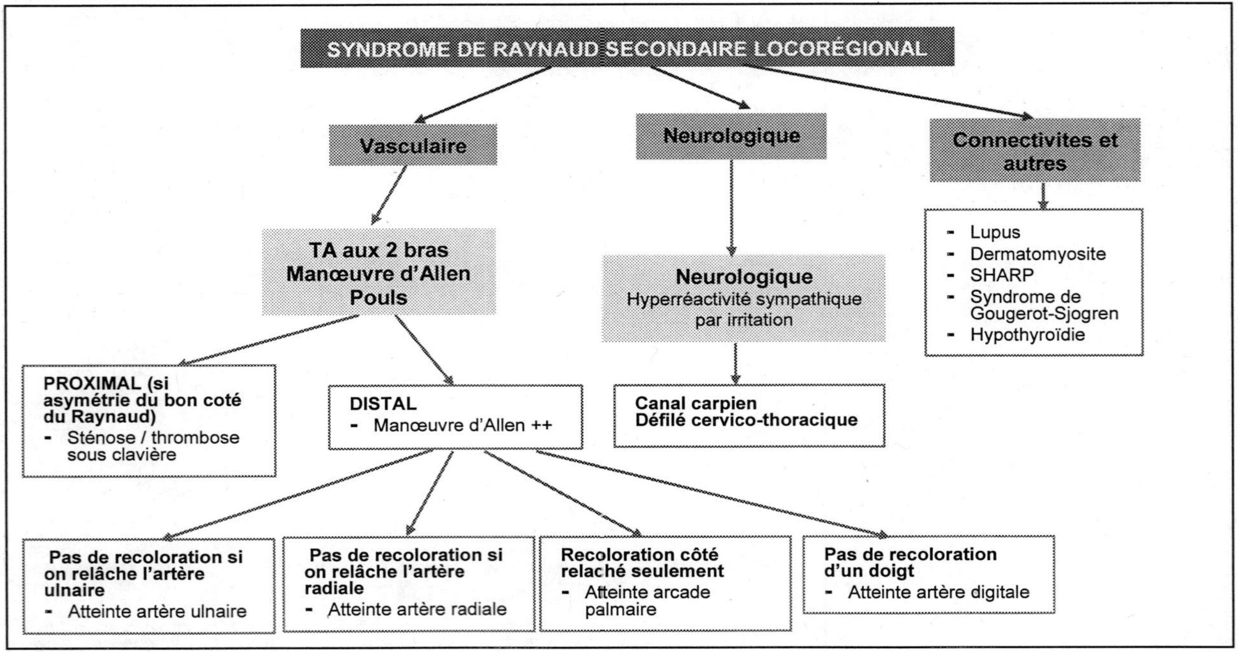
SYNDROME DE RAYNAUD SECONDAIRE LOCORÉGIONAL
Vasculaire
Neurologique
Connectivites et autres
TA aux 2 bras
Manœuvre d'Allen
Pouls
Neurologique
Hyperréactivité sympathique par irritation
- Lupus
- Dermatomyosite
- SHARP
- Syndrome de Gougerot-Sjogren
- Hypothyroïdie
PROXIMAL (si asymétrie du bon coté du Raynaud)
- Sténose / thrombose sous clavière
DISTAL
- Manœuvre d'Allen ++
Canal carpien
Défilé cervico-thoracique
Pas de recoloration si on relâche l'artère ulnaire
- Atteinte artère ulnaire
Pas de recoloration si on relâche l'artère radiale
- Atteinte artère radiale
Recoloration côté relaché seulement
- Atteinte arcade palmaire
Pas de recoloration d'un doigt
- Atteinte artère digitale

OD 3 AMAIGRISSEMENT

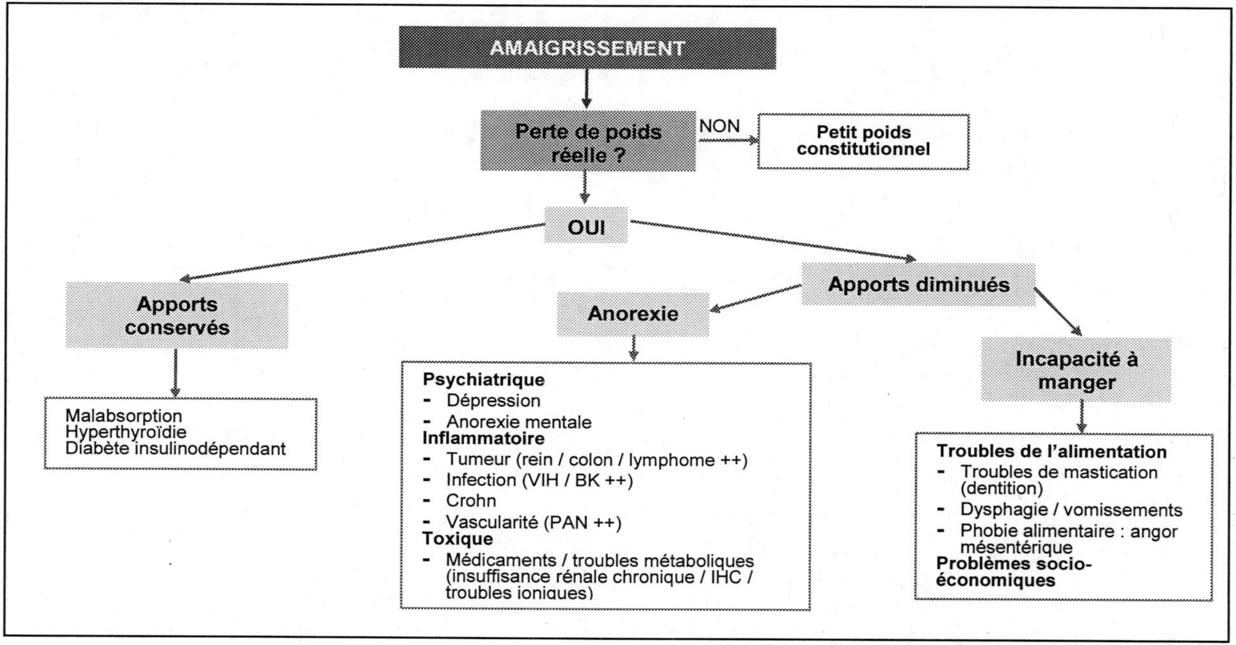

OD 4 FIÈVRE

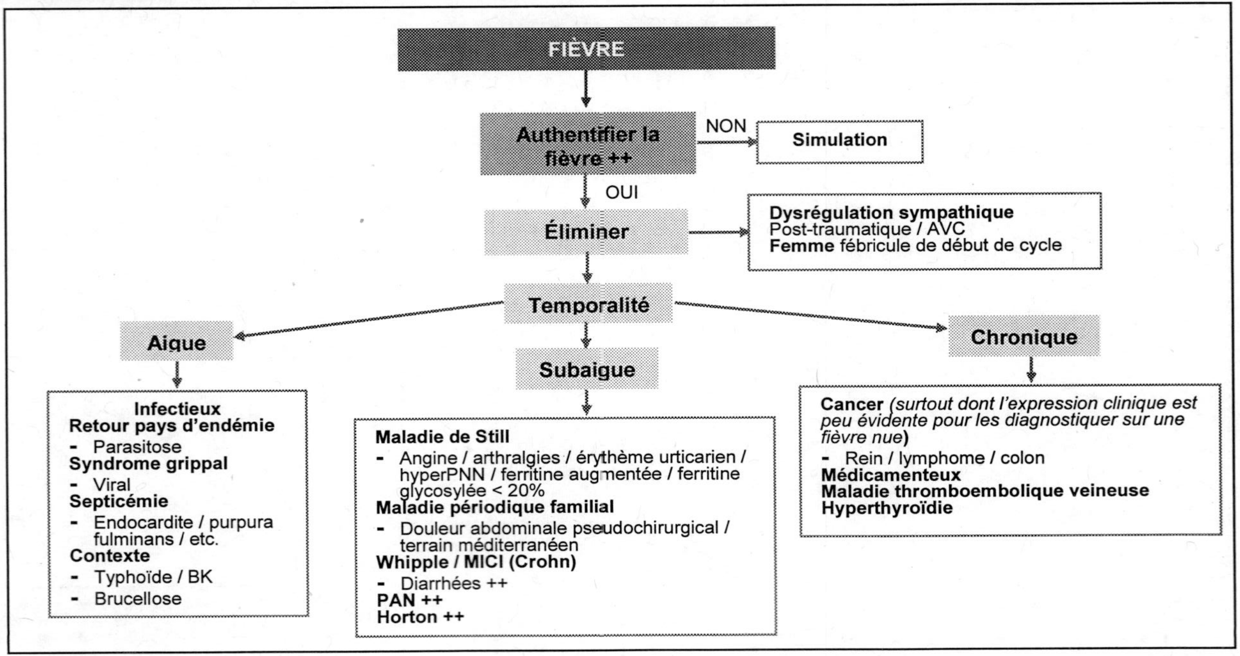
FIÈVRE
Authentifier la fièvre ++
NON
Simulation
OUI
Éliminer
Dysrégulation sympathique
Post-traumatique / AVC
Femme fébricule de début de cycle
Temporalité
Aigue
Subaigue
Chronique
Infectieux
Retour pays d'endémie
- Parasitose
Syndrome grippal
- Viral
Septicémie
- Endocardite / purpura fulminans / etc.
Contexte
- Typhoïde / BK
- Brucellose
Maladie de Still
- Angine / arthralgies / érythème urticarien / hyperPNN / ferritine augmentée / ferritine glycosylée < 20%
Maladie périodique familial
- Douleur abdominale pseudochirurgical / terrain méditerranéen
Whipple / MICI (Crohn)
- Diarrhées ++
PAN ++
Horton ++
Cancer *(surtout dont l'expression clinique est peu évidente pour les diagnostiquer sur une fièvre nue)*
- Rein / lymphome / colon
Médicamenteux
Maladie thromboembolique veineuse
Hyperthyroïdie

OD 5 HÉPATOMÉGALIE

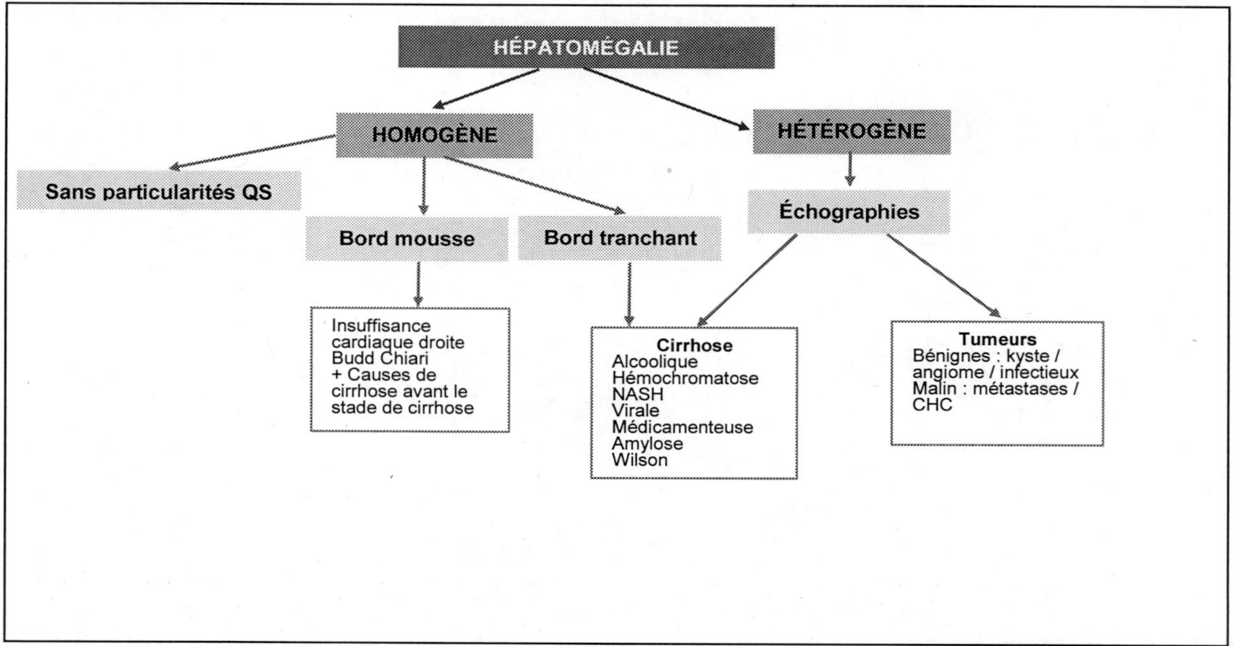

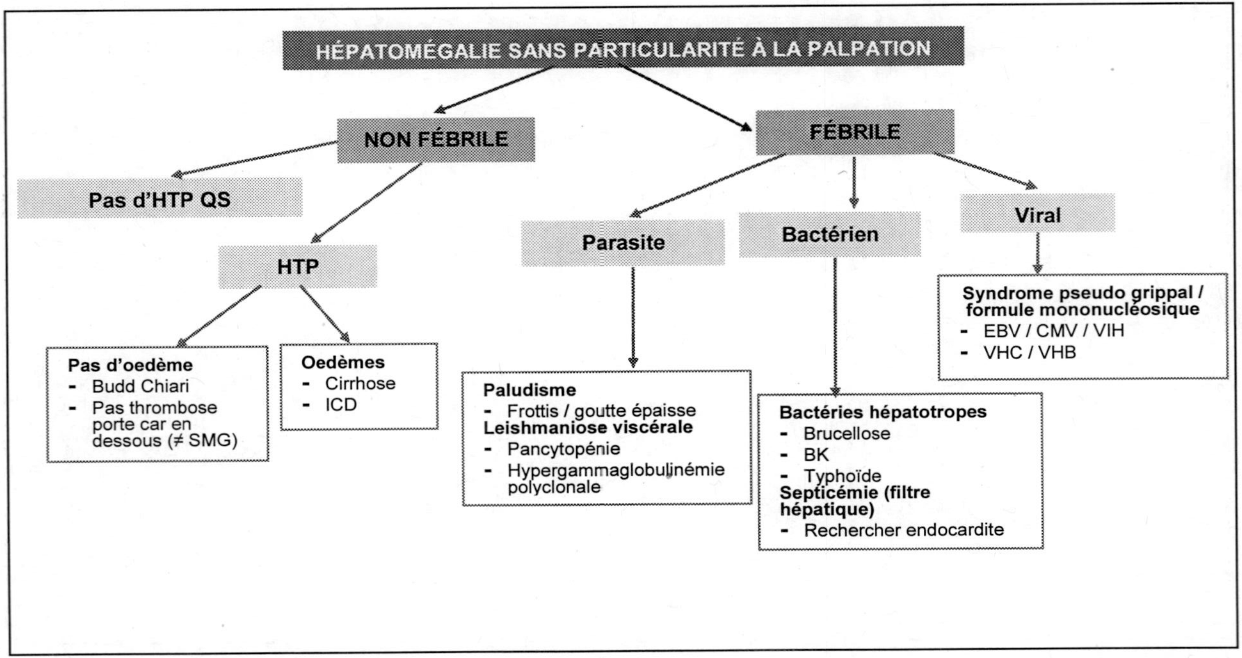
HÉPATOMÉGALIE SANS PARTICULARITÉ À LA PALPATION
NON FÉBRILE
FÉBRILE
Pas d'HTP QS
HTP
Pas d'oedème
- Budd Chiari
- Pas thrombose porte car en dessous (≠ SMG)
Oedèmes
- Cirrhose
- ICD
Parasite
Bactérien
Viral
Paludisme
- Frottis / goutte épaisse
Leishmaniose viscérale
- Pancytopénie
- Hypergammaglobulinémie polyclonale
Bactéries hépatotropes
- Brucellose
- BK
- Typhoïde
Septicémie (filtre hépatique)
- Rechercher endocardite
Syndrome pseudo grippal / formule mononucléosique
- EBV / CMV / VIH
- VHC / VHB

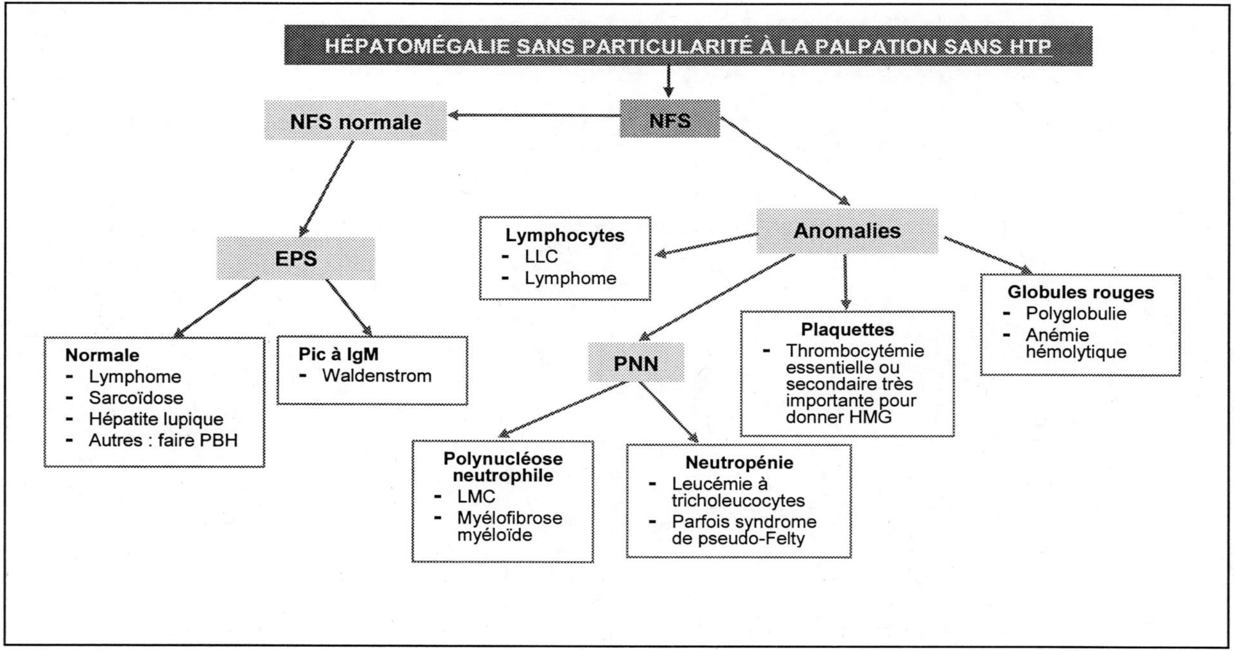
HÉPATOMÉGALIE SANS PARTICULARITÉ À LA PALPATION SANS HTP
NFS
NFS normale
EPS
Normale
- Lymphome
- Sarcoïdose
- Hépatite lupique
- Autres : faire PBH
Pic à IgM
- Waldenstrom
Anomalies
Lymphocytes
- LLC
- Lymphome
PNN
Polynucléose neutrophile
- LMC
- Myélofibrose myéloïde
Neutropénie
- Leucémie à tricholeucocytes
- Parfois syndrome de pseudo-Felty
Plaquettes
- Thrombocytémie essentielle ou secondaire très importante pour donner HMG
Globules rouges
- Polyglobulie
- Anémie hémolytique

OD 6 SPLÉNOMÉGALIE

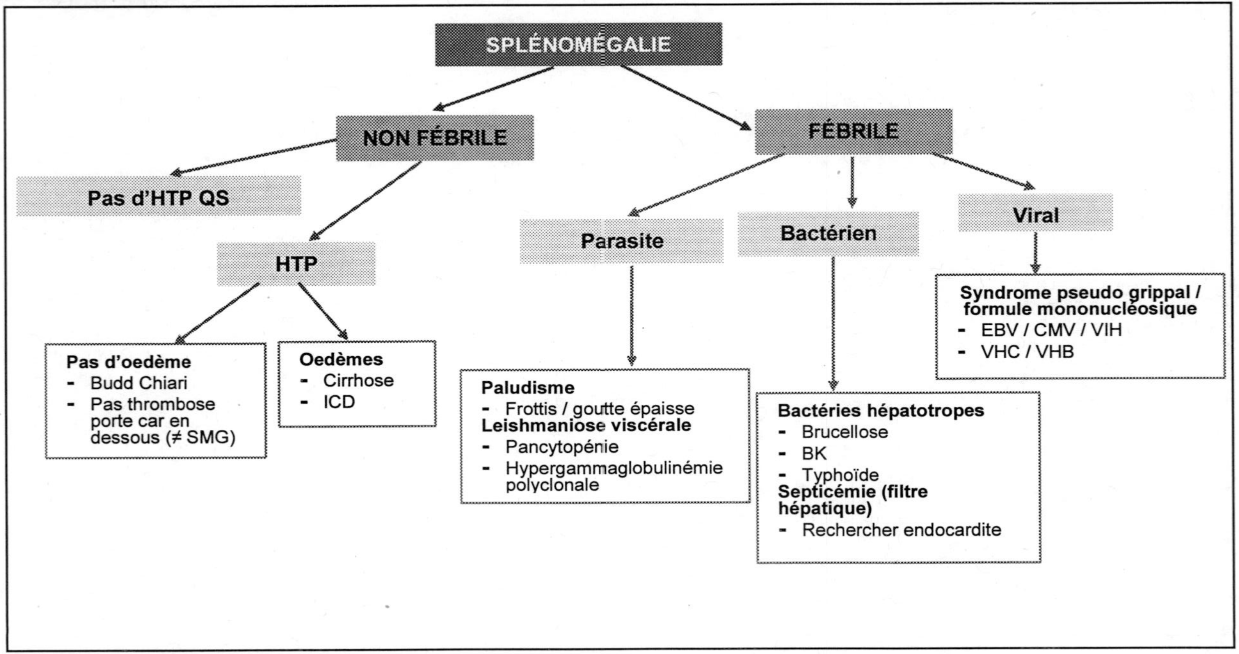

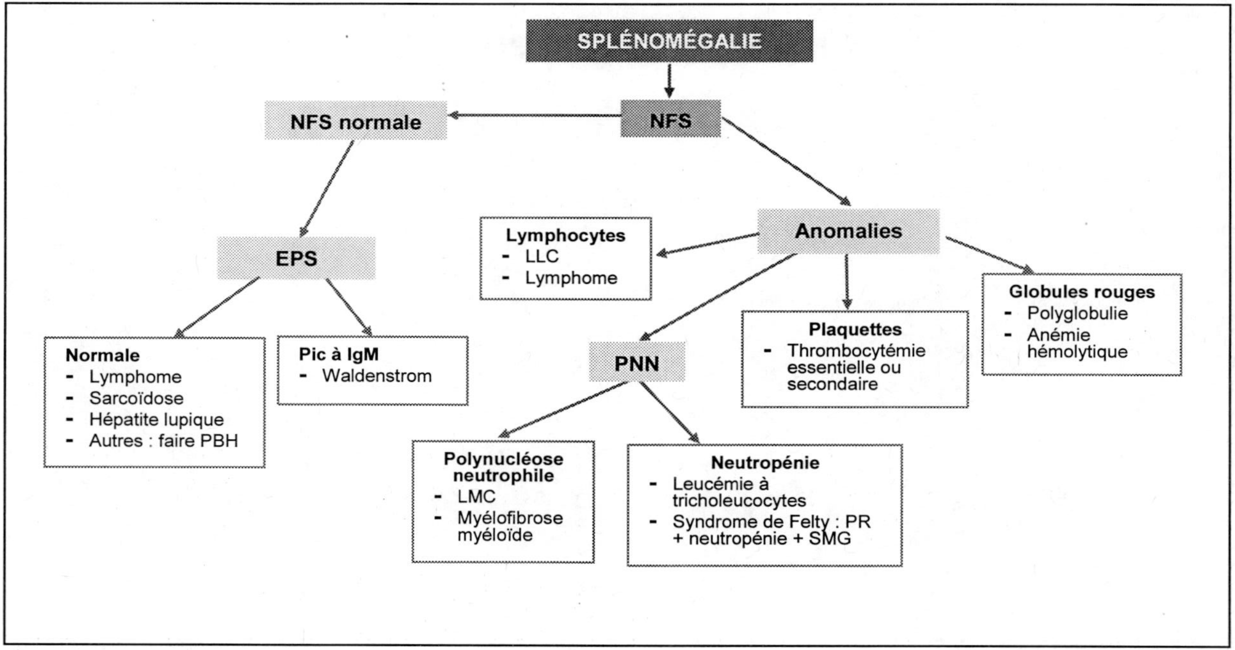
SPLÉNOMÉGALIE
NFS
NFS normale
EPS
Normale
- Lymphome
- Sarcoïdose
- Hépatite lupique
- Autres : faire PBH
Pic à IgM
- Waldenstrom
Anomalies
Lymphocytes
- LLC
- Lymphome
Globules rouges
- Polyglobulie
- Anémie hémolytique
Plaquettes
- Thrombocytémie essentielle ou secondaire
PNN
Polynucléose neutrophile
- LMC
- Myélofibrose myéloïde
Neutropénie
- Leucémie à tricholeucocytes
- Syndrome de Felty : PR + neutropénie + SMG

OD 7 ISCHÉMIE ARTÉRIELLE

ISCHÉMIE ARTÉRIELLE

HÉMORRHÉOLOGIE

Cellulaire
- Polyglobulie
- Blastose

Humorale
- Immunoglobuline
- Fibrinogène
- Cryoglobuline
- Agglutinine froide

OBSTRUCTION

Emboles

Cardiaques
- ACFA
- RA / RM
- Myxome
- Endocardite

Extra-cardiaques
- Athérome
- Anévrysme
- Dissection

Hypercoagulabiilté

Thrombophilie non acquise
- Déficit AT / PC/PS
- Mutation FV Leiden
- Homcystéinémie

Thrombophilie acquise
- SAPL / médicaments
- Cancer / CIVD
- HyperPNE / MAT

PAROI

Inflammation : vascularite
- Horton
- Takayashu
- PAN

Athérome
Dysplasie
Compression extrinsèque

SPASME

OD 8 ASTHÉNIE

ASTHÉNIE

- **Surménage**
  - Professionnel
  - Socio-familial
  - Hyperthyroïdie
  - Hypercorticisme
- **Sommeil**
  - **Psychiatrique**
    - Dépression
    - Anxiété
    - Bipolarité
  - **Organique**
    - Dysfonction cérébrale (TC / AVC / etc)
    - Insomnie neurophysiologique
    - Stimulation :
      - Exogène : température / lumière / Son / digestion / excitants
      - Endogène : tout signe fonctionnel / SAS / Syndromes des jambes sans repos
- **Endocrinologique**
  - Hypothyroïdie
  - Insuffisance surrénale chronique
  - + hyperthyroïdie / Cushing QS surménage
- **Maladie inflammatoire**
  - Professionnel
  - Socio-familial
  - Hyperthyroïdie
  - Hypercorticisme
- **Néoplasie**
- **Dénutrition**
- **Anémie**

OD 9 OEDÈMES DES MEMBRES INFÉRIEURS

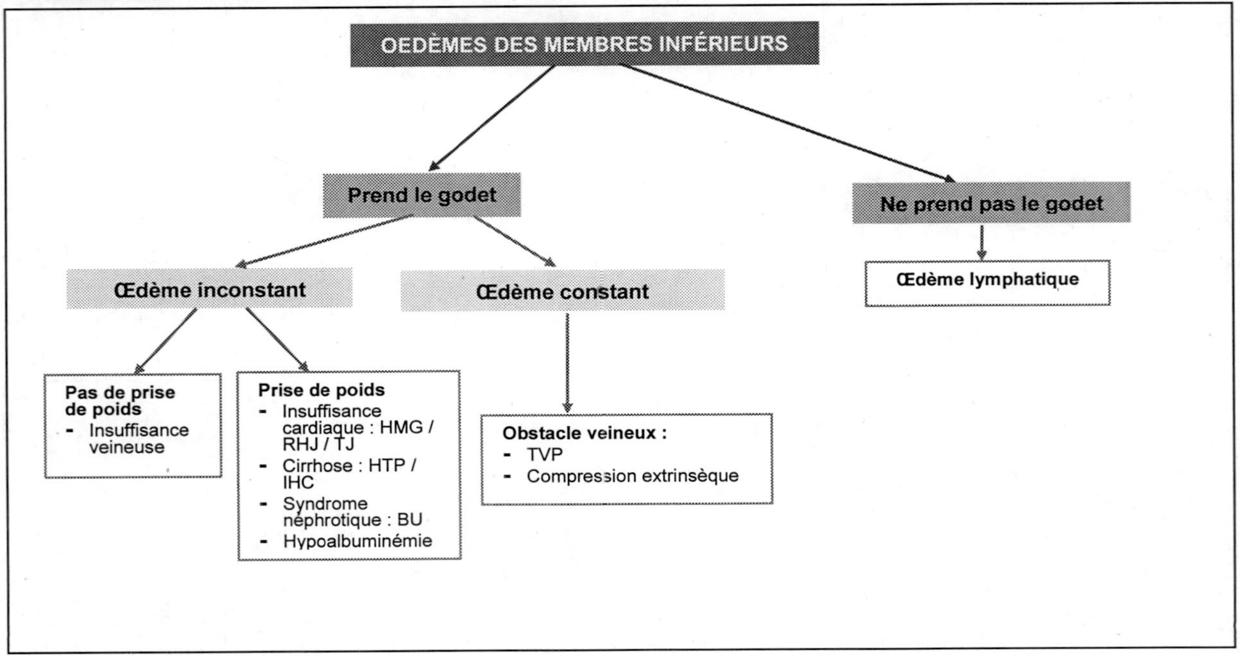

A

Orientations diagnostiques : GYNÉCOLOGIE

Orientations diagnostiques :

1 - Aménorrhée primaire
2 - Aménorrhée secondaire
3 - Douleur pelvienne

OD 1 AMÉNORRHÉE PRIMAIRE

AMÉNORRHÉE PRIMAIRE

Absence de cycle menstruel chez la fille après l'âge de 16 ans, avec ou sans développement

Caractères sexuels secondaires normaux

Anomalies utéro-vaginales
- Imperforation hymen
- Cloison vaginale tranversale
- Aplasie vaginale
- Syndrome de Rokitanski Kuster Hauser

Tuberculose génitale pré-pubertaire
Syndrome de résistance aux androgènes

Signes d'hyperandrogénie
Hirsutisme / acné / séborrhée

Hyperplasie surrénale congénitale
- Bloc enzymatique en 21 ou 11-hydroxylase

Tumeurs virilisantes
- Ovariennes
- Surrénaliennes

SOPK

Absence de caractère sexuel secondaire

Syndrome de Turner
Autres dysgénésies gonadiques
Anomalies ovariennes acquises
- Auto-immunes
- Iatrogène (radiothérapie, chimiothérapie)

Causes hypothalamiques
- Hyperprolactinémie
- Tumeurs hypothalamo-hypophysaires
- Syndrome de Kallmann-Morsier
- Anorexie mentale
- Aménorrhée psychogène
- Aménorrhée sportive de haut niveau

Causes fonctionnelles
- Hypercorticisme
- Malabsorption (MC / Crohn)
- Maladies chroniques

Retard pubertaire simple (élimination)

OD 2 AMÉNORRHÉE SECONDAIRE

Éliminer aménorrhée physiologique
- Grossesse
- Allaitement
- Ménopause

AMÉNORRHÉE SECONDAIRE

Absence de cycle menstruel pendant plus de 3 mois chez une femme antérieurement bien réglée

Utéro-vaginales

Synéchies utérines
- Séquelles BK génital
- Traumatisme : ATCD curetage / myomectomie

Sténose cicatricielle du col à l'électrocoagulation / conisation / curetage

Atrophie endométriale liée à POP ou progestatifs seuls

Ovarienne

Ménopause précoce / provoquée
- Chirurgie / post-radiothérapie / post-chimiothérapie

Ménopause précoce
- Ovarite auto-immune
- Dysgénésie gonadique partielle
- Syndrome des ovaires résistants aux gonadotrophines

SOPK

Hypothalamo-hypophysaire

Tumeur HPT-HP
- Adénome / craniopharyngiome

Insuffisance HPT-HP non tumorale
- Exérèse chirurgicale
- Radiothérapie
- Syndrome de Sheehan
- Selle turcique vide
- Hémochromatose

Hyperprolactinémie QS

Supra-thalamique

Endocrinopathies

Aménorrhée psychogène
- Stress / traumatisme psy
- Variations pondérales
- Troubles du comportement alimentaire
- Entrainement physique intensif
- Aménorrhée post-pilule

Maladies générales entrainant un amaigrissement important
- Cirrhose / cancer / etc

OD 3 DOULEUR PELVIENNE

DOULEUR PELVIENNE

Aigues

Obstétricales
- GEU
- Fausse couche spontanée

Gynécologique
- Salpingite
- Kyste ovarien compliqué :
  - Torsion d'annexe
  - Rupture hémorragique
  - Hémorragie intrakystique
- Complication de fibrome
  - Nécrobiose aseptique
  - Torsion de fibrome
  - Accouchement fibrome par le col
- Syndrome intermenstruel
- Dysménorrhée

Extragénital
- Digestif / urinaire

Cycliques

Dysménorrhées
Syndrome inter-menstruel
- J14 (moment de l'ovulation)

Syndrome pré-menstruel
Endométriose
- J2-J3 des menstruations jusqu'à la fin des règles

Sténose organique du col

Chroniques

Endométriose
Adénomyose
Séquelles de salpingite
Dyspareunies
Adhérences intra-abdominales post-chirurgicales
Troubles de la statique pelviennes
- Syndrome de Masters et Allen

Extra-génital

A
Orientations diagnostiques : GÉRIATRIE

Orientations diagnostiques :

1 - Chute / Perte de connaissance
2 - Démence

OD 1 CHUTE / PERTE DE CONNAISSANCE

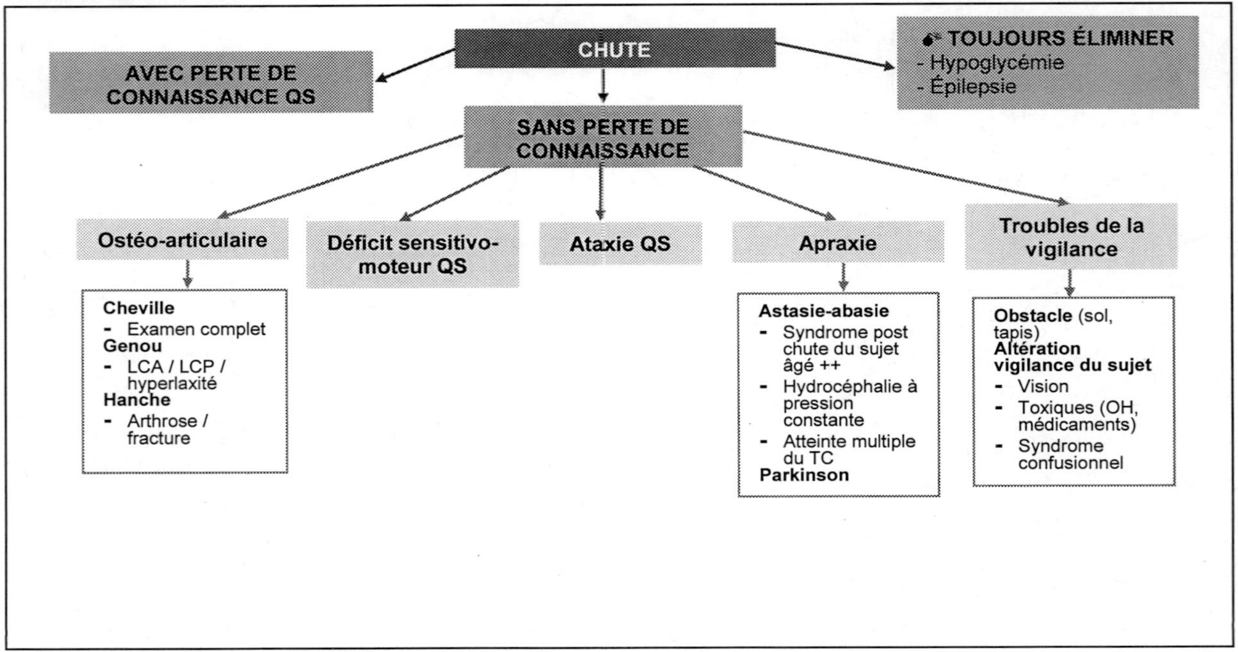

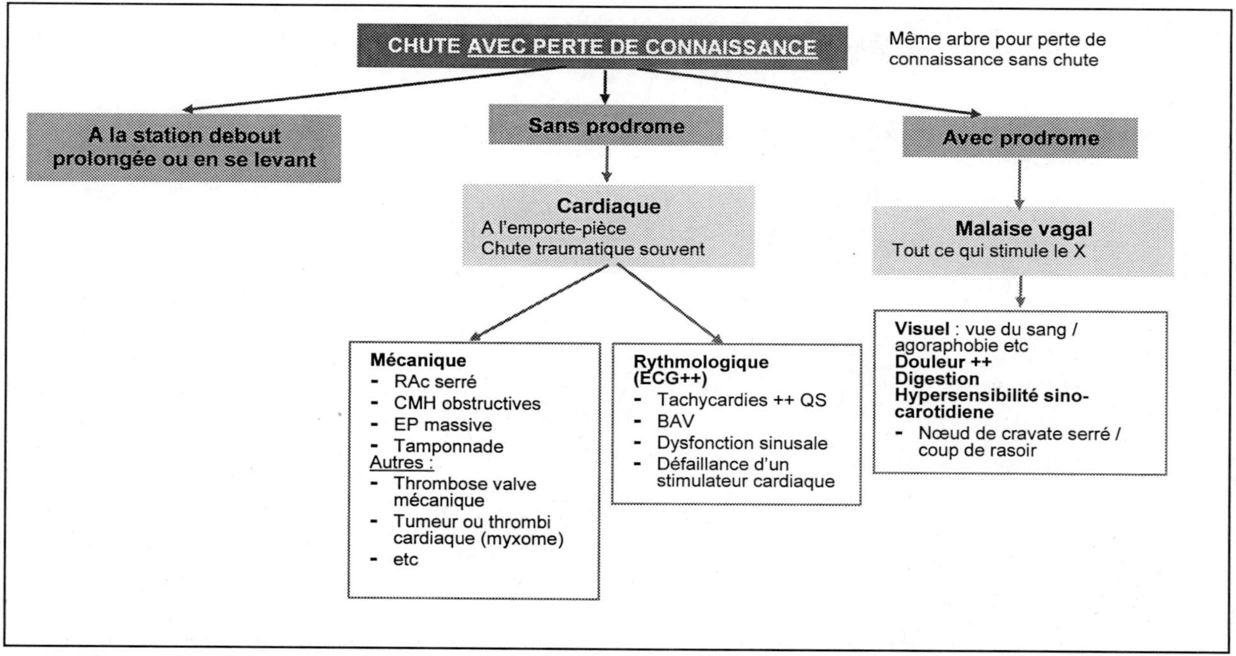

CHUTE AVEC PERTE DE CONNAISSANCE
Même arbre pour perte de connaissance sans chute
A la station debout prolongée ou en se levant
Sans prodrome
Avec prodrome
Cardiaque
A l'emporte-pièce
Chute traumatique souvent
Malaise vagal
Tout ce qui stimule le X
Mécanique
- RAc serré
- CMH obstructives
- EP massive
- Tamponnade
Autres :
- Thrombose valve mécanique
- Tumeur ou thrombi cardiaque (myxome)
- etc
Rythmologique (ECG++)
- Tachycardies ++ QS
- BAV
- Dysfonction sinusale
- Défaillance d'un stimulateur cardiaque
Visuel : vue du sang / agoraphobie etc
Douleur ++
Digestion
Hypersensibilité sino-carotidiene
- Nœud de cravate serré / coup de rasoir

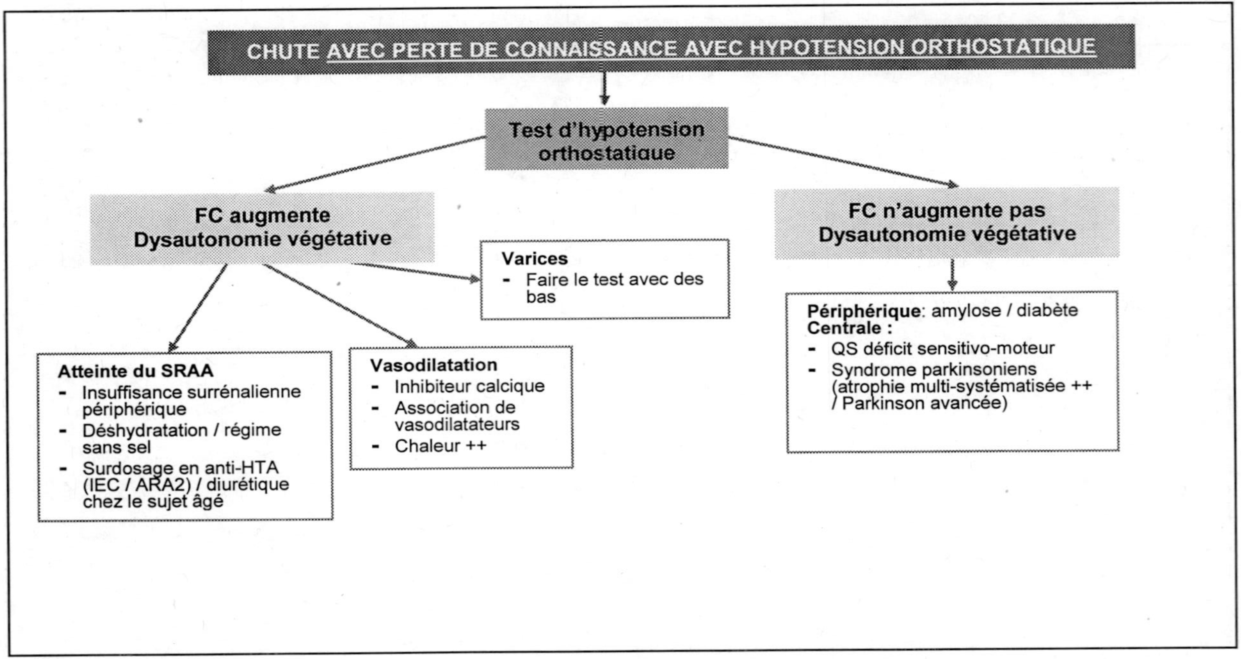
CHUTE AVEC PERTE DE CONNAISSANCE AVEC HYPOTENSION ORTHOSTATIQUE
Test d'hypotension orthostatique
FC augmente
Dysautonomie végétative
FC n'augmente pas
Dysautonomie végétative
Varices
- Faire le test avec des bas
Atteinte du SRAA
- Insuffisance surrénalienne périphérique
- Déshydratation / régime sans sel
- Surdosage en anti-HTA (IEC / ARA2) / diurétique chez le sujet âgé
Vasodilatation
- Inhibiteur calcique
- Association de vasodilatateurs
- Chaleur ++
Périphérique: amylose / diabète
Centrale :
- QS déficit sensitivo-moteur
- Syndrome parkinsoniens (atrophie multi-systématisée ++ / Parkinson avancée)

OD 2 DÉMENCE

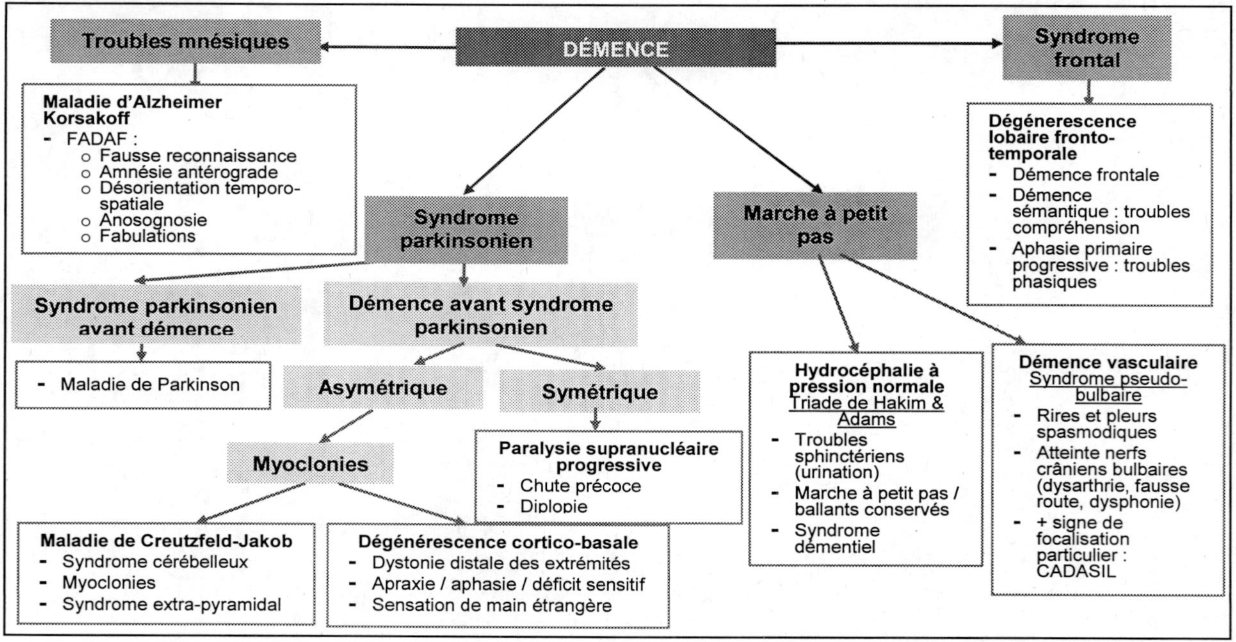
DÉMENCE
Troubles mnésiques
Maladie d'Alzheimer
Korsakoff
- FADAF :
o Fausse reconnaissance
o Amnésie antérograde
o Désorientation temporo-spatiale
o Anosognosie
o Fabulations
Syndrome frontal
Dégénerescence lobaire fronto-temporale
- Démence frontale
- Démence sémantique : troubles compréhension
- Aphasie primaire progressive : troubles phasiques
Syndrome parkinsonien
Syndrome parkinsonien avant démence
- Maladie de Parkinson
Démence avant syndrome parkinsonien
Asymétrique
Symétrique
Myoclonies
Paralysie supranucléaire progressive
- Chute précoce
- Diplopie
Maladie de Creutzfeld-Jakob
- Syndrome cérébelleux
- Myoclonies
- Syndrome extra-pyramidal
Dégénérescence cortico-basale
- Dystonie distale des extrémités
- Apraxie / aphasie / déficit sensitif
- Sensation de main étrangère
Marche à petit pas
Hydrocéphalie à pression normale
Triade de Hakim & Adams
- Troubles sphinctériens (urination)
- Marche à petit pas / ballants conservés
- Syndrome démentiel
Démence vasculaire
Syndrome pseudo-bulbaire
- Rires et pleurs spasmodiques
- Atteinte nerfs crâniens bulbaires (dysarthrie, fausse route, dysphonie)
- + signe de focalisation particulier : CADASIL

A

Orientations diagnostiques : PSYCHIATRIE

Orientations diagnostiques :

1 - Délire

OD 1 DÉLIRE

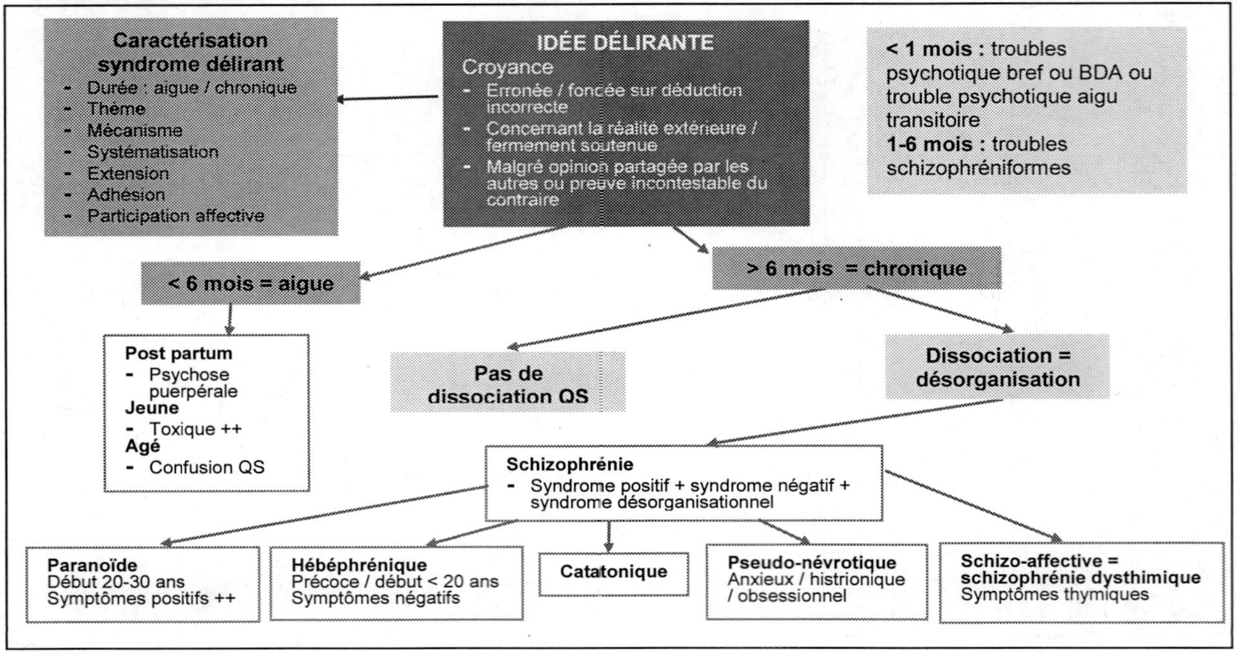

Caractérisation syndrome délirant
- Durée : aigue / chronique
- Thème
- Mécanisme
- Systématisation
- Extension
- Adhésion
- Participation affective
IDÉE DÉLIRANTE
Croyance
- Erronée / foncée sur déduction incorrecte
- Concernant la réalité extérieure / fermement soutenue
- Malgré opinion partagée par les autres ou preuve incontestable du contraire
< 1 mois : troubles psychotique bref ou BDA ou trouble psychotique aigu transitoire
1-6 mois : troubles schizophréniformes
< 6 mois = aigue
> 6 mois = chronique
Post partum
- Psychose puerpérale
Jeune
- Toxique ++
Agé
- Confusion QS
Pas de dissociation QS
Dissociation = désorganisation
Schizophrénie
- Syndrome positif + syndrome négatif + syndrome désorganisationnel
Paranoïde
Début 20-30 ans
Symptômes positifs ++
Hébéphrénique
Précoce / début < 20 ans
Symptômes négatifs
Catatonique
Pseudo-névrotique
Anxieux / histrionique / obsessionnel
Schizo-affective = schizophrénie dysthimique
Symptômes thymiques

IDÉES DÉLIRANTES CHRONIQUES SANS DISSOCIATION

Systématisé : Bien construit / parait cohérent

Mécanisme interprétatif-intuitif : Psychose paranoïaque

Délire de Sérieux et Capgras
- Paranoïa sans dissociation

Délire passionnel
- **Érotomanie** : conviction délirante d'être aimée (femme ++)
- **Jalousie** (homme ++)
- **Revendications** : inventeurs méconnus / quérulents processifs / hypocondriaques délirants / idéalistes passionnés

Délire de relation des sensitifs
- Sens élevé des valeurs morales
- Orgueil / hyperesthésie relationnelle
- Autocritique / intériorise échec
- Pas de quérulence
- Pas d'hypertrophie du moi

Non systématisé

Mécanisme hallucinatoire avec automatisme mental

Psychose hallucinatoire chronique
- Survient à un âge avancé
- Automatisme mental de Clérambault : échappement hors du contrôle de la volonté du sujet d'une partie de sa pensée)

Mécanisme imaginatif : paraphrénies

Paraphrénie fantastique
- Idées se suivent sans logique
- Environnement inclus dans le délire
- Juxtaposition des thématiques
- Se conduit selon un rang allégué (visionnaire etc)

Paraphrénie confabulante
- Histoire ordonnée
- Environnement non inclus dans le délire
- Créations imaginatives restent plus ou moins reliées entre elles

A

Orientations diagnostiques : IMAGERIE

Orientations diagnostiques :

1 - Déterminer une séquence IRM

OD 1 DÉTERMINER UNE SÉQUENCE IRM

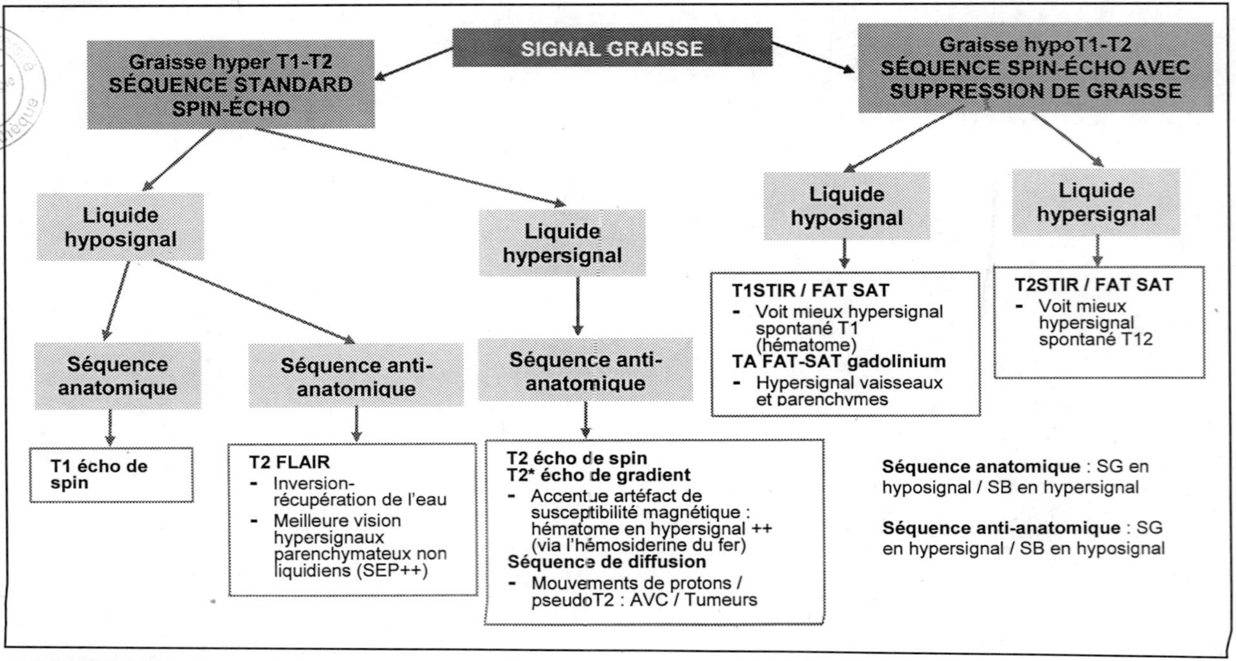